Graf / Farkas
Sonographische Diagnostik der Säuglingshüfte
Sonogramm – Diagnose – Therapie

State of the Art

Sonographische Diagnostik der Säuglingshüfte

Sonogramm – Diagnose – Therapie

Von

REINHARD GRAF und
PETER FARKAS, Stolzalpe

Hans Marseille Verlag GmbH München

Univ.-Prof. Prim. Dr. REINHARD GRAF
Orthopädische Abteilung

Dr. PETER FARKAS
Orthopädische Abteilung

Allgemeines und orthopädisches Landeskrankenhaus
A-8852 Stolzalpe

68 Abbildungen, davon 18 farbig, 2 Tabellen

© 1998 by Hans Marseille Verlag GmbH, München
Inhaber: Hans Marseille, Verleger, München
Herstellungsbüro Wien: Karl Binder, Ingrid Dietrichstein,
Wolfgang Habesohn, Helmut Krumpel, Johannes Krumpel,
Michael Miedler, Heinrich Spilka, Hermine Spilka,
Heinrich Traindl, Iris Trenkler, Alice Walter, Harald Wölfig
Papier: BVS-Plus chlorfrei matt der Papierfabrik Scheufelen
Druck und Bindung: Laub GmbH + Co., 74834 Elztal-Dallau

Inhaltsverzeichnis

Einleitung und Problemstellung 7

Methodik 9
Sonoanatomie 9
Sonographische Darstellung verschiedener Gewebe im Hüftgelenkbereich 9
Die Bildprojektion 11
Spezielle anatomische Strukturen und Verwechslungsmöglichkeiten 12
Die Knorpel-Knochen-Grenze; Der Hüftkopf und der Hüftkopfkern
Die Umschlagfalte 15
Das Perichondrium des hyalin knorpelig präformierten Pfannendaches 16
Die Fossa acetabuli 17
Bildorientierung und Brauchbarkeitsprüfung 17
Die Bildorientierung 20
Die Brauchbarkeitsprüfung 20
Technik der Untersuchung 21
Die Geräteeinstellung 21
Dokumentation
Die Schnittebenen 21
Definition der Standardebene 21
Der Standardschnitt (= mittlerer Schnitt) 22
Der dorsale Schnitt 22
Der ventrale Schnitt 22
Die Abtasttechnik 24
Grundsätzliches und Vorbereitung 24
Der Abtastvorgang 26

31 Streßtest (sogenannte »dynamische« Untersuchung)
32 Kippfehler
Kippung in ventrodorsaler Richtung
Kippung in dorsoventraler Richtung
Kippung in kraniokaudaler Richtung
Kippung in kaudokranialer Richtung
33 Lagerungsschale und Schallkopfführungsapparatur
38 **Die sonographische Meßtechnik**
39 Knochendachlinie (= Pfannendachlinie)
40 Grundlinie
42 Gundlinienhilfslinie
42 Knorpeldachlinie
42 Winkeldefinition
43 **Die sonographische Typisierung**
43 Morphologie
43 Sonometer und Reifungskurve
Sonometer; Reifungskurve
46 Die sonographischen Hüfttypen und ihre Feindifferenzierung
Die Hüfttypen
50 **Definition der Instabilität**
Ursachen für Verschlechterung von Hüftgelenkbefunden
52 **Die sonographiegesteuerte Therapie**
52 Grundprinzip der Behandlung nach biomechanischen Gesichtspunkten
52 Therapieziel
53 Behandlungsphasen
Die Vorbereitungsphase; Die Repositionsphase; Die Retentionsphase; Die Nachreifungsphase
58 Therapieversager
Zu späte Diagnose mit konsekutiv verspätetem Therapiebeginn; Nicht stadiengerechte Wahl des Therapiebehelfs; Mangelnde Elterncompliance
61 **Andere sonographische Untersuchungstechniken**
61 Methode nach HARCKE
62 Modifizierte HARCKE-Methode nach TERJESEN
62 Die Methode nach SUZUKI
63 **Kritische Nachlese und Ausblicke**
63 Methoden nach HARCKE, TERJESEN, SUZUKI
64 Eigene Methode
66 Ausblicke
67 **Literatur**
69 **Sachverzeichnis**

Einleitung und Problemstellung

Die vorliegende Arbeit gibt den aktuellen Wissensstand über die Hüftsonographie zur Luxations- und Dysplasiediagnostik bei der Säuglingshüfte wieder. Der methodische Teil beschränkt sich auf Kurzfassungen des heutigen Wissens und kann eine systematische Ausbildung in Hüftsonographie nicht ersetzen. Auch ist die Meinung, die Methodik der Hüftsonographie sei bereits abgeschlossen, nicht richtig.

Die Hüftsonographie entwickelt sich vor allem aufgrund der verbesserten Gerätetechnologie kontinuierlich weiter, so daß zum Teil völlig neue Aspekte zu beachten sind:

Einerseits konnte in der letzten Zeit durch verbesserte Geräteauflösung das Summationsecho des proximalen Perichondriums verbessert dargestellt werden, so daß hinter diesen Echostrukturen eine anatomische Feindifferenzierung möglich wurde, die bis vor kurzem nicht denkbar war. Andererseits werden sich in Zukunft durch Gefäßdarstellungen und Durchblutungsmessungen möglicherweise einige Zusatzaspekte ergeben.

Die von vielen als banal bezeichnete Untersuchungstechnik wird zunehmend zum Stolperstein für die Hüftsonographie, ist sie doch in vielen Augen abhängig von der Geschicklichkeit des Untersuchers, vom Verhalten des Kindes und weniger von einer systematisierten und standardisierten Vorgangsweise beim Scannen. Ein streng standardisiertes Sonogramm ist aber der 1. Schritt zur richtigen Diagnose.

Der in der Managementsprache geläufige Begriff »Fehlerminimierung« hat auch in der Hüftsonographie Einzug gehalten.

Die Ursachen, warum es zu schlechten und unbrauchbaren Sonogrammen kommt, wurden analysiert und die Fehlermöglichkeiten gezielt bekämpft. Der daraus resultierende standardisierte Abtastvorgang wird zwar oft belächelt, entspricht aber vergleichsweise dem schrittweisen Vorgehen bei einer Operation. Es konnte eine Schallkopfführungsapparatur neu entwickelt werden, die den »Operationsvorgang« weiter standardisiert und unnötige Fehler vermeiden hilft.

Da die Diagnose nicht Selbstzweck sein kann, sondern nur die Grundlage für das therapeutische Vorgehen, soll auch die Wichtigkeit einer sonographiegesteuerten, stadiengerechten Therapie dargestellt werden. Die Sonographie nach unserer Methode liefert die exakte Analyse des pathoanatomischen Zustandes des Hüftgelenkes, so daß die therapeutischen Mittel gezielt zur Behandlung der jeweiligen pathoanatomischen Situation eingesetzt werden können. Daß dabei eine möglichst frühe Diagnose und ein sensibel wirkendes Therapeutikum notwendig sind, steht wohl außer Frage. Somit bekommen auch die Faktoren »Zeit« bzw. »Alter des Patienten« eine neue Dimension.

Auch wenn die in den späten 70er Jahren von uns entwickelte Technik der Hüftsonographie zumindest in den deutschsprachigen Ländern eine breite Anwendung gefunden hat, wird sie vor allem im angloamerikanischen Sprachraum wegen ihrer vordergründigen Kompliziertheit kritisiert. »Vordergründige Kompliziertheit« deswegen, weil sie von den ursprünglichen Befunden »gesund«, »dysplastisch«, »subluxiert« und »luxiert« abgeht und die Hüfttypen einem pathoanatomischen Korrelat, das es zu erkennen und zu behandeln gilt, entsprechen. Dies nach dem Motto: Je besser die Typisierung, desto selektiver und wirksamer die Therapie.

Trotzdem bleibt die Suche nach noch besseren oder alternativen Möglichkeiten legitim. Es sollen daher auch andere sonographische Untersuchungstechniken gewürdigt und diskutiert werden.

Unser Anliegen ist eine kritische Betrachtung der derzeitigen Möglichkeiten der Hüftsonographie. Es geht hier weniger um eine ausführliche Diskussion der Weltliteratur zu diesem Thema als darum, auf die täglichen, zumindest in den deutschsprachigen Ländern auftretenden Probleme einzugehen.

Methodik

Sonoanatomie

Sonographische Darstellung verschiedener Gewebe im Hüftgelenkbereich (Abb. 1 und 2)

Knochen: Starker Reflex, dahinter liegt der echofreie Schallschatten. Relevante Strukturen im Hüftgelenkbereich sind die Knorpel-Knochen-Grenze, die Iliumwand, der Unterrand des Os ilium, der Hüftkopfkern und das Os ischiadicum.

Gerichtetes kollagenes Bindegewebe und faserknorpelige Strukturen: Sie sind stark echogen, aber schalldurchlässig, so daß dahinterliegende anatomische Strukturen im Gegensatz zum Knochen beurteilbar sind, wie Gelenkkapsel und Umschlagfalte, Labrum acetabulare, Perichondrium des knorpeligen Pfannendaches und des Trochanter major, Lig. capitis femoris, intermuskuläre Septen sowie die Sehne des Caput reflexum des M. rectus femoris und das Lig. transversum acetabuli.

Faserknorpelige Degenerationen: Sie treten bei dezentrierten Hüftgelenken im hyalinen Pfannendach durch pathologische Druck- und Scherkräfte auf. Sie sind mehr oder weniger echogen (Typ IIIb-Hüftgelenke), aber schalldurchlässig (14).

Ossifikationsvorgänge im hyalinen Knorpel: Sie sind ebenfalls echogen und aufgrund ihrer Echogenität allein nicht von den faserknorpeligen Degenerationen zu unterscheiden. Sie treten im hyalin knorpelig präformierten Pfannendach als physiologische Nachverknöcherungen oder als Ossifikationen bei der Hüftkopfkernentwicklung auf (15).

Fett- und lockeres Bindegewebe führt meist nur zu zarten Echos, bei verstärktem Fettgehalt ist oft nur eine echofreie Zone zu erkennen. Im Säuglingshüftgelenk kann das Fettgewebe in der Fossa acetabuli als echoarme Zone zwischen Unterrand des Os ilium und Lig. capitis femoris oder zwischen Gelenkkapselansatz und Caput reflexum des M. rectus femoris imponieren.

Hyaliner Knorpel ist echoarm oder echofrei. Die manchmal zu beobachtenden zarten, wurmartigen Echos entsprechen Gefäßsinusoiden. Hyaliner Knorpel findet sich im Trochanter major am proximalen Anteil des Schenkelhalses, im Hüftkopf, im knorpelig präformierten Pfannendach, in der Facies lunata und in der Y-Fuge.

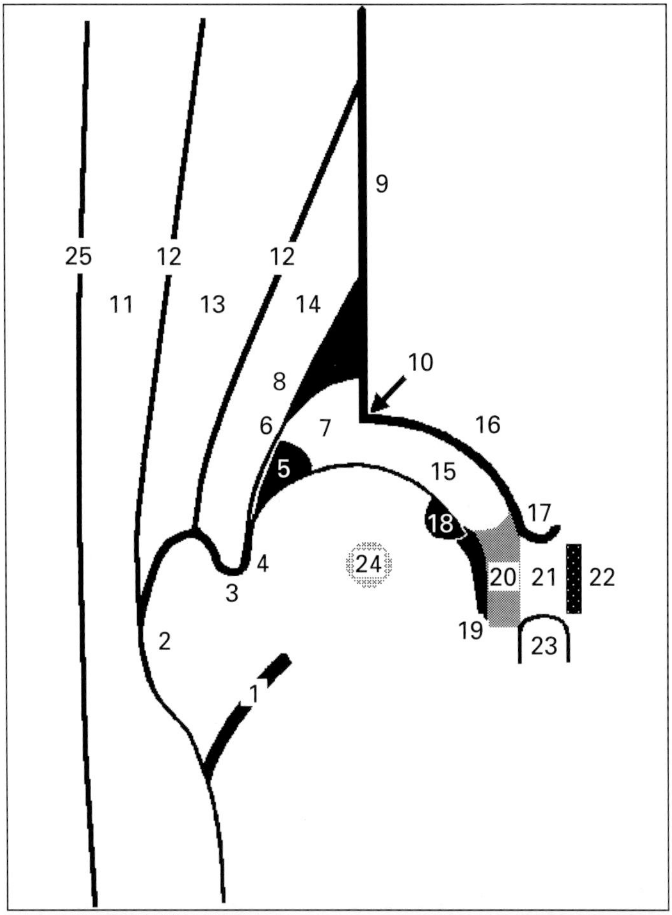

Abb. 1
1 = »Knorpel-Knochen-Grenze«
2 = hyalin-knorpelig präformierter Trochanter major
3 = »Umschlagfalte«
4 = Gelenkkapsel
5 = Labrum acetabulare
6 = »Perichondriumloch«
7 = hyalin-knorpelig präformiertes Pfannendach
8 = »proximales Perichondrium«
9 = Ala ossis ilii (»Darmbeinsilhouette«)
10 = »knöcherner Erker«
11 = M. glutaeus maximus
12 = intermuskuläre Septen
13 = M. glutaeus medius
14 = M. glutaeus minimus
15 = hyaliner Knorpel der Facies lunata
16 = knöchernes Pfannendach
17 = »Unterrand« des Os ilium
18 = Fovea capitis femoris
19 = Lig. capitis femoris
20 = Gewebe der Fossa acetabuli (Pulvinar)
21 = Y-Fuge
22 = inneres Perichondrium
23 = Os ischiadicum
24 = Knochenkern des Femurkopfes
25 = Fascia lata

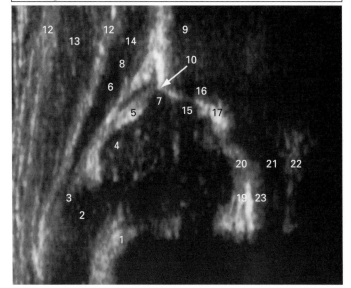

Abb. 2
Bezeichnung entsprechend Abb. 1

Die Projektion der Sonogramme, ob liegend oder stehend, wird immer wieder kontrovers diskutiert (16). Diese Diskussion ist durch die Entwicklung der Hüftsonographie erklärbar.

In den Frühzeiten der Sonographie wurden Hüftsonogramme, ähnlich wie in der Abdominalsonographie, in liegender Projektion angefertigt. Dies führte vor allem bei Radiologen zu heftiger Kritik, weil die so dargestellten Hüftgelenke schwer mit den Röntgenbildern in traditioneller »stehender Projektion« verglichen werden konnten. Die primär mit der Hüftsonographie befaßten Radiologen und Orthopäden forcierten aus diesem Grund die stehende Projektion, wobei die Tendenz zur Darstellung ähnlich einem rechten Hüftgelenk in einem a.p.-Röntgenbild deutlich überwog.

Erst spätere Untersuchungen brachten die Erklärung für die anfangs spontane Entscheidung, eine Abbildungsart zu wählen, die einem a.p.-Röntgen eines rechten Hüftgelenkes entspricht: durch die Halbseitendominanz der Hirnhälften sind ganz bestimmte Projektionen im Gehirn leichter erfaßbar.

Die Entscheidung, Hüftsonogramme so zu projizieren, daß alle Hüftgelenke einem rechten Hüftgelenk in einer a.p.-Röntgenprojektion ähnlich sind, hat somit neurophysiologische Gründe (11) und wird durch Untersuchungen der Augenbewegungen bei Blick auf bestimmte Objekte eindrucksvoll untermauert (12).

Die Bildprojektion
(Abb. 3–6)

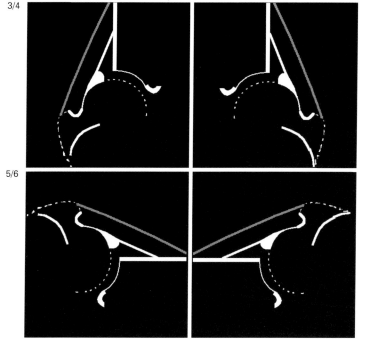

Abb. 3
»Rechts stehende Projektion« (Projektion ähnlich einem rechten Hüftgelenk in einem a.p.-Röntgenbild). Diese Projektion wird empfohlen und ist die in der Hüftsonographie am öftesten verwendete

Abb. 4
Links stehende Projektion

Abb. 5
Rechts liegende Projektion: Kranial ist am Bildrand rechts

Abb. 6
Links liegende Projektion: Kranial ist am Bildrand links (diese Projektion entspricht den Richtlinien in der allgemeinen Sonographie)

Manche Ultraschallgerätehersteller haben diesem Umstand bereits Rechnung getragen und bieten Geräte an, bei denen das Monitorbild um 90° per Knopfdruck geschwenkt werden kann. Ist dies nicht möglich, wird empfohlen, einen kleinen Zusatzmonitor über den Videoausgang am Gerät anzuschließen und diesen um 90° zu kippen.

Spezielle anatomische Strukturen und Verwechslungsmöglichkeiten

Die Knorpel-Knochen-Grenze (Abb. 7–9)

Die Knorpel-Knochen-Grenze am Schenkelhals trennt die hyalin knorpelig präformierten Strukturen vom knöchernen Anteil. Sie ist stark echogen und dient bei der anatomischen Identifizierung als Leitstruktur am Schenkelhals. Die Verlaufsformen, bogenförmig, mit Schallpalisaden oder nur der laterale Anteil sichtbar, sind im wesentlichen vom Alter und in geringerem Maße auch von der Lagerung des Beinchens bei der Untersuchung abhängig (15).

Der Hüftkopf und der Hüftkopfkern

Aus der Erkenntnis, daß das Hüftgelenk beim Säugling keinem Kugel-, sondern eher einem Nußgelenk entspricht, er-

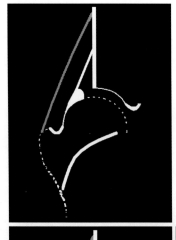

Abb. 7
Die Knorpel-Knochen-Grenze verläuft bogenförmig

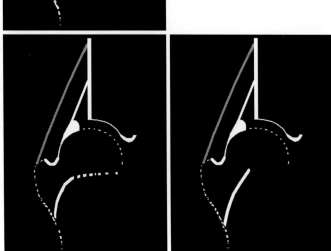

Abb. 8
Der laterale Anteil der Knorpel-Knochen-Grenze ist noch gut sichtbar, der mediale Anteil zeigt streifen- und punktförmige Echos (= Schallpalisaden)

Abb. 9
Es ist nur noch der laterale Anteil der Knorpel-Knochen-Grenze sichtbar, der mediale Anteil liegt im Schallschatten des knöchernen Schenkelhalses

klärt sich der Umstand, daß der Hüftkopf beim Säugling nicht ideal rund, sondern eher nußförmig ist. Wird der Hüftkopf bei einem gesunden Gelenk bewegt, kommt es durch physiologische Inkongruenzen zu Auf- und Abbewegungen des Labrum acetabulare, manchmal auch des hyalin knorpelig präformierten Pfannendaches (Phänomen der elastischen Federung) (Abb. 10). Das Phänomen der elastischen Federung darf nicht mit dem Phänomen der (pathologischen) Instabilität verwechselt werden. Zarte Echos im hyalinen Hüftkopfanteil entsprechen Gefäßsinusoiden (Abb. 11 und 12).

Abb. 10
Phänomen der elastischen Federung. Bei gesunden Hüftgelenken kommt es bei Bewegungen des Hüftkopfes oder bei Druck auf den Hüftkopf zum Hochdrängen des knorpeligen Pfannendaches und des Labrum acetabulare

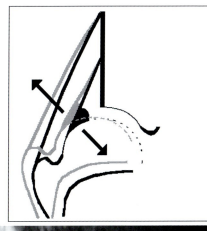

Abb. 11
Histologischer Schnitt durch den Hüftkopf mit angrenzenden Pfannendachanteilen. Die Gefäßsinusoide im hyalinen Knorpel sind deutlich sichtbar, die oberflächlichen Strukturen des Hüftkopfes sind sinusoidfrei und daher im Sonogramm als echoarme Randzone sichtbar

Abb. 12
Die Gefäßsinusoide (1) sind deutlich sichtbar, die echoarme Randzone (2) darf nicht mit einem Erguß verwechselt werden! (vgl. auch Abb. 60)

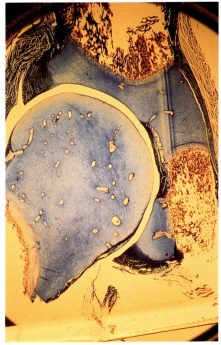
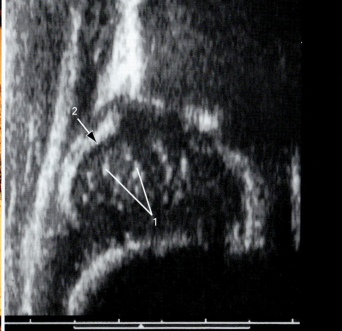

Abb. 13
Anatomischer Schnitt durch ein rechtes Hüftgelenk. Das Caput reflexum (5) ist mit einem Tasthäkchen abgehoben. Aufgelagert auf die Gelenkkapsel ist das Lig. ischiofemorale (3), die Gelenkkapsel (4) setzt sich nach proximal fort und lagert sich von lateral her auf das Perichondrium (1) des hyalin-knorpelig präformierten Pfannendaches auf. Labrum acetabulare (2)

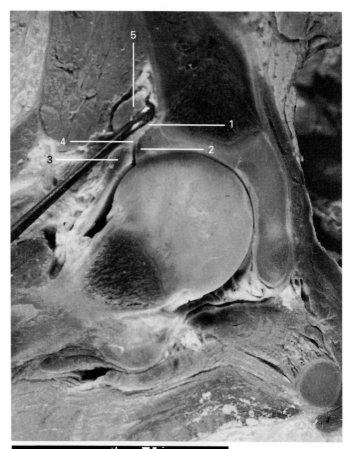

Abb. 14
Zeichnung zu Abb. 13

1 = Perichondrium
2 = Labrum acetabulare
3 = Gelenkkapsel mit ischiofemoralem Band
4 = Gelenkkapselansatz (im Sonogramm wegen der eingelagerten Fettpolster echoarm)
5 = Rektussehne

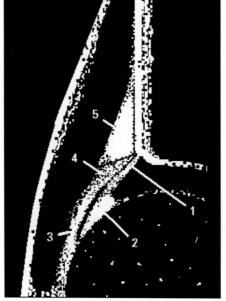

Der Hüftkopfkern ist ebenfalls nicht rund und liegt nicht automatisch im Zentrum des Hüftkopfes. Durch die physiologischen Ossifikationsprozesse im hyalinen Knorpel erklärbar, ist im Sonogramm der Hüftkopfkern 4–8 Wochen früher als im Röntgenbild zu erkennen. Mit zunehmender Verknöcherung bildet er sich sonographisch als Halbmond mit Schallschattenbildung ab (Halbmondphänomen). Ab einer bestimmten Größe verhindert er durch seinen Schallschatten die korrekte Darstellung des Unterrandes des Os ilium und ist somit limitierender Faktor für die Säuglingshüftsonographie.

Eine reproduzierbare sonographische Größenvermessung des Kernes ist nicht möglich: Der Kern ist nicht rund, stellt auch nicht immer die Mitte des Femurkopfes dar und wird vom Schallstrahl nicht immer in der Mitte geschnitten (15).

Die Umschlagfalte

Die Umschlagfalte der Gelenkkapsel am Übergang zum Perichondrium des Trochanter major ist ein sonographisch-anatomischer Orientierungspunkt. Die Umschlagfalte ist als Echofleck oder U-förmiger Reflex zu identifizieren. Vom medialen Schenkel der Umschlagfalte zieht das Echo der Gelenkkapsel nach proximal. Die Umschlagfalte wird sehr oft mit dem Labrum acetabulare verwechselt.

Abb. 15
Sonogramm (Bezeichnung entsprechend Abb. 14)

Abb. 16
Die dreischichtige Echogenität im hyalinen Pfannendachbereich kommt nicht mehr zur Darstellung, lediglich das Summationsecho des proximalen Perichondriums (3) und die echoarme Zone des Perichondriumloches (4)

1 = Labrum acetabulare
2 = knöcherner Erker

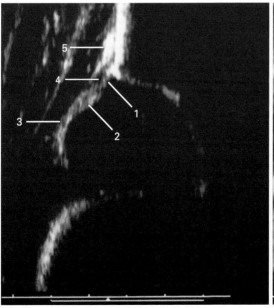
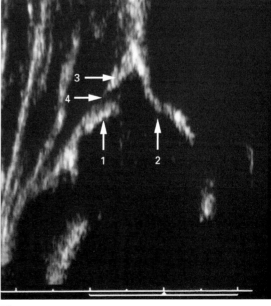

15 16

Das Perichondrium des hyalin knorpelig präformierten Pfannendaches (Abb. 13)

Wesentliche Bedeutung bei der anatomisch topographischen Orientierung im Sonogramm kommt dem sogenannten proximalen Perichondrium und dem Perichondriumloch zu. Das proximale Perichondrium ist ein Echo, welches das hyalin knorpelig präformierte Pfannendach im proximalen Anteil nach lateral begrenzt und nach kaudal in eine echoärmere Struktur, dem Perichondriumloch, übergeht, das sich wiederum in das Echo der Gelenkkapsel fortsetzt (14). Das proximale Perichondrium sowie das Perichondriumloch sind Echostrukturen, denen mit hoch auflösenden Geräten bestimmte anatomische Strukturen zuzuordnen sind (Abb. 14 und 15).

Das Echo des proximalen Perichondriums besteht anatomisch aus dem proximalen Perichondrium selbst und aus Anteilen des Ansatzes der Gelenkkapsel und des Ursprunges des Caput reflexum des M. rectus femoris. Zwischen

1 = Fovea centralis
2 = Lig. capitis femoris
3 = Fettgewebe der Fossa acetabuli
4 = hyaliner Knorpel der Y-Fuge
5 = Perichondrium der Y-Fuge an der Beckeninnenseite
6 = Lig. transversum

Abb. 17
Anatomie in der Fossa acetabuli

Abb. 18
In Abhängigkeit der Schnittführung können die einzelnen Strukturen nicht immer alle gleichzeitig am Sonogramm dargestellt werden

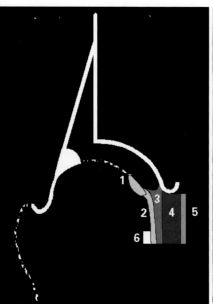
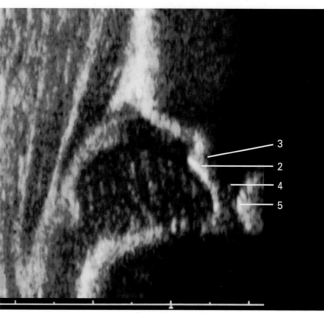

dem starken Echo der Rektussehne und der Echogenität des der Gelenkkapsel aufliegendem Lig. ischiofemorale entsteht ein Impedanzsprung, der für das »Perichondriumloch« verantwortlich ist (Abb. 16).

Das Echo des proximalen Perichondriums wird in der täglichen Routine bei dezentrierten Hüftgelenken manchmal mit dem Labrum acetabulare verwechselt.

Die Fossa acetabuli

In der Fossa acetabuli sind aufgrund der komplizierten anatomischen Situation verschiedene anatomische Strukturen von differenter Bedeutung für die Hüftsonographie erkennbar (Abb. 17 und 18).

Der Unterrand des Os ilium (Größe je nach Alter, 1–3 mm) muß eindeutig sonographisch identifiziert werden. Er gilt als wichtigster Bildbestandteil für eine korrekte Schnittebene und muß mit Ausnahme bei dezentrierten Gelenken am Sonogramm eindeutig sichtbar sein. Anatomisch liegt der Unterrand des Os ilium etwa in der Mitte zwischen anteriorem und posteriorem Pfannendachanteil, medial davon findet sich ein Schallschatten. Kaudal des Unterrandes des Os ilium befindet sich die echoarme Zone der Y-Fuge, die je nach Schnittführung bis zum Pfannenboden reichen oder durch die starke Echozone des Os ischiadicum unterbrochen sein kann.

Lockeres Fett- und Bindegewebe: Diese Schicht, die sich von lateral her dem Pfannenboden auflagert, kommt in der Regel als zarte echoarme Zone zur Darstellung und lagert sich auch lateral dem Unterrand des Os ilium auf.

Ligamentum capitis femoris: Es zieht meist als kräftiger Reflex von distal nach proximal zur Fovea centralis und stellt die laterale Schicht des Pfannenbodens dar. Die starke Echozone der Fovea centralis darf nicht mit dem Unterrand des Os ilium verwechselt werden.

Ligamentum transversum acetabuli: Es befindet sich lateral des Lig. capitis femoris am Pfannenboden, ist das Gegenstück zum Labrum acetabulare bzw. dessen Fortführung über die Incisura acetabuli. Das Lig. transversum kann vor allem bei Neugeborenen gut dargestellt werden.

Bildorientierung und Brauchbarkeitsprüfung

Bevor ein Hüftsonogramm zur Beurteilung herangezogen wird, sollten die Echos am Sonogramm den anatomischen Strukturen nach einem bestimmten System zugeordnet werden. Dann folgt die 2. Überprüfung, nämlich ob das Sonogramm den Schnittbildkriterien entspricht. Die anatomische Identifizierung der sonographischen Strukturen (»Bildorientierung«) sollte immer vor der »Brauchbarkeitsprüfung« stehen.

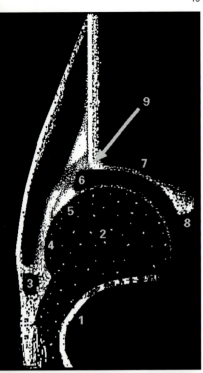

19

Abb. 19
1 = Knorpel-Knochen-Grenze; 2 = Hüftkopf;
3 = Umschlagfalte; 4 = Gelenkkapsel; 5 = Labrum;
6 = knorpeliges Pfannendach; 7 = knöcherne Pfanne
Die Reihenfolge 5–7 wird als »Standardsituation« bezeichnet
(»Labrum – Knorpel – Knochen«)
8 = Unterrand des Os ilium; 9 = knöcherner Erker

Abb. 20
»Labrumdefinitionen« (= Topographie des Labrum acetabulare)
1 = liegt lateral distal vom hyalinen Knorpeldach;
2 = liegt kaudal vom Perichondriumloch; 3 = liegt an jener Stelle,
an der sich die Gelenkkapsel vom Hüftkopf abhebt;
4 = hat immer Hüftkopfkontakt

Abb. 21
Erkerdefinition: Der Umschlagpunkt von Pfannenkonkavität zur
Gegenkrümmung ist meistens durch eine kleine Schallunterbrechung
markiert. Der knöcherne Erker muß, immer ausgehend vom
Unterrand des Os ilium, in kranialer Richtung aufgesucht werden

Abb. 22
Demonstration der Schnittebenen durch das Becken. Durch
den Unterrand des Os ilium geht die Drehachse der Schnittebene

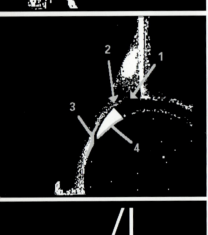

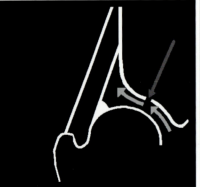

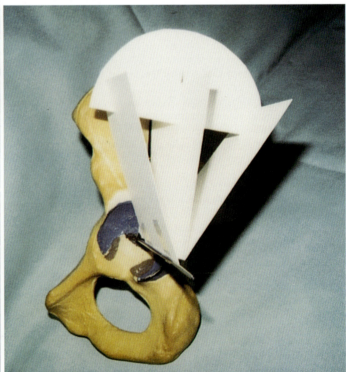

21 22

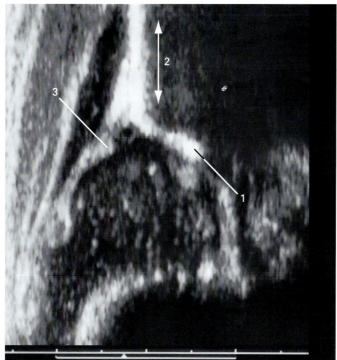

Abb. 23
Brauchbarkeitsprüfung

1 = Unterrand des
 Os ilium vorhanden?
2 = korrekte Schnittebene?
3 = Labrum acetabulare
 klar und deutlich
 sichtbar?

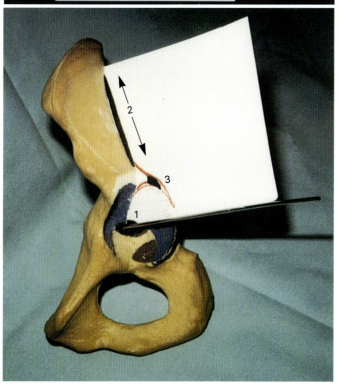

Abb. 24
Demonstration
des Standardschnittes
am Beckenmodell.
Bezeichnung entsprechend
Abb. 23

Die Bildorientierung

Die anatomischen Strukturen sollten, um Verwechslungen zu vermeiden, in einer bestimmten R e i h e n f o l g e identifiziert werden (Abb. 19).

1. Knorpel-Knochen-Grenze.
2. Hüftkopf.
3. Umschlagfalte (um die Verwechslung mit dem Labrum acetabulare zu vermeiden!).
4. Gelenkkapsel (keine Fehlinterpretation mit einem intermuskulären Septum!).
5. Labrum acetabulare.
6. Labrumdefinitionen: Abb. 20 (15).
7. Standardsituation: Reihenfolge von lateral an der Oberfläche des Hüftkopfes nach medial:
   a) Labrum
   b) Pfannendachknorpel,
   c) Knöcherne Pfanne.
8. Erkerdefinition (Umschlagpunkt von Pfannenkonkavität zur Gegenkrümmung) (Abb. 21).

Die Brauchbarkeitsprüfung
(Abb. 22–24)

Nach der Identifizierung der anatomischen Strukturen wird das Sonogramm überprüft, ob es sich in der korrekten Schnittebene befindet. Um eine Ebene im dreidimensionalen Raum definieren zu können, bedarf es 3 Raumkoordinatenpunkte (3 Landmarks). Um ein Sonogramm meßtechnisch beurteilen zu können, sind der Unterrand des Os ilium, die Darstellung des mittleren Pfannendachanteiles (»der Frontalschnitt«) und das Labrum acetabulare notwendig. Es ist wichtig, daß zuerst immer der Unterrand des Os ilium und erst dann der Frontalschnitt eingestellt wird.

Verzichtet man auf die primäre Darstellung des Unterrandes des Os ilium und versucht gleich den Frontalschnitt einzustellen, kann es vorkommen, daß durch Verkippung des Schallkopfes ein Darmbeinecho entsteht, das dem Frontalschnitt ähnlich ist, das Pfannendach aber nicht im mittleren Abschnitt getroffen wurde. Um diesen Fehler zu vermeiden, ist für die Beurteilung des Schnittebenenbereiches zuerst die Darstellung des »Drehpunktes« (= Unterrand des Os ilium) notwendig.

Der w i c h t i g s t e M e r k s a t z in der Hüftsonographie lautet in Kurzform (3 Landmarks):

1. Unterrand (des Os ilium).
2. Schnitt (im mittleren Pfannendachbereich) (siehe auch »Die Schnittebenen«, Seite 21).
3. Labrum.

Fehlt eine dieser 3 bildwichtigen Landmarks, darf das Sonogramm nicht beurteilt werden.

Ausnahme: Ein luxierter Hüftkopf gleitet in superior-posteriorer Richtung aus der Gelenkpfanne und verläßt somit den Bereich der Standardschnittebene. In diesen Situationen ist der Unterrand des Os ilium oft nicht darstellbar, und die Schnittebene liegt dorsal. Das Sonogramm wird dann morphologisch beurteilt (ab Typ III oder Typ IV), aber natürlich nicht ausgemessen.

Wichtiger Hinweis: Es muß unbedingt die Reihenfolge der 3 Landmarks beachtet werden. Erst nach der Darstellung des Unterrandes des Os ilium kann eine Aussage über die topographische Zuordnung des Schnittes am Pfannendach gemacht und erst zuletzt das Labrum beurteilt werden.

Technik der Untersuchung

Die Geräteeinstellung

Gesamtverstärkung und Tiefenausgleich sollten so abgestimmt sein, daß der hyaline Knorpel des Femurkopfes nur zarte Binnenechos aufweist. Schallkopf: 7,5 MHz Lineartransducer (oft bis zum 1. Lebensjahr möglich!) oder 5 MHz, falls die Eindringtiefe des 7,5-MHz-Schallkopfes nicht ausreicht. Abbildungsmaßstab: 1:1,7 (KV-Regelung 1998).

Dokumentation

Es müssen mindestens 2 Bilder in der Standardebene angefertigt werden, um die Reproduzierbarkeit zu gewährleisten (14). Eines der beiden Sonogramme wird mit Meßlinien versehen. Die Dokumentation fraglich instabiler Hüftgelenke muß in den Extremstellungen erfolgen (ohne Streß/mit Streß bei IIc-Gelenken, bei Hüfttyp D, III und IV die Reposition bzw. der Repositionsversuch).

Die Schnittebenen
(Abb. 25–27)

Nur durch eine korrekt standardisierte Abtasttechnik (siehe Seite 24) in Verbindung mit einer Lagerungsschale, eventuell unter Zuhilfenahme einer Schallkopfführungsapparatur, kann der Schallkopf verkippungsfrei auf die Hüfte aufgesetzt werden. Eine visuelle Kontrolle der Transducerhaltung zur Feinkorrektur ist immer wieder nötig. Die koordinative Fähigkeit, den Transducer in allen Raumrichtungen verkippungsfrei zu halten und durch ständigen Blickwechsel Transducer – Monitor entsprechend zu korrigieren, muß in den Kursen besonders gelehrt werden, sonst sind falsche Befundungen durchaus möglich.

Definition der Standardebene

Die Standardebene ist dann erreicht, wenn nach Einstellen der dorsalen Ebene diese so lange nach ventral über den Unterrand des Os ilium rotiert wird, bis die Fossa glutealis verlassen ist. Dies erkennt man daran, daß sich die muldenförmige Darmbeinsilhouette der Fossa glutealis streckt und gerade ausrichtet. Meist entspricht dann »gerade« oder »gestreckt« einer parallel zum Monitorrand verlaufenden Darmbeinsilhouette (= Faustregel).

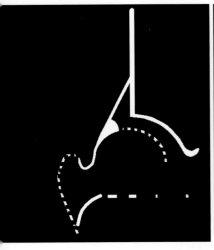
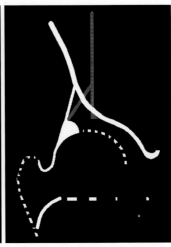

Abb. 25
Standardschnitt (mittlerer Schnitt): Die Darmbeinsilhouette ist gestreckt (gerade und parallel zum Monitorrand = Faustregel)

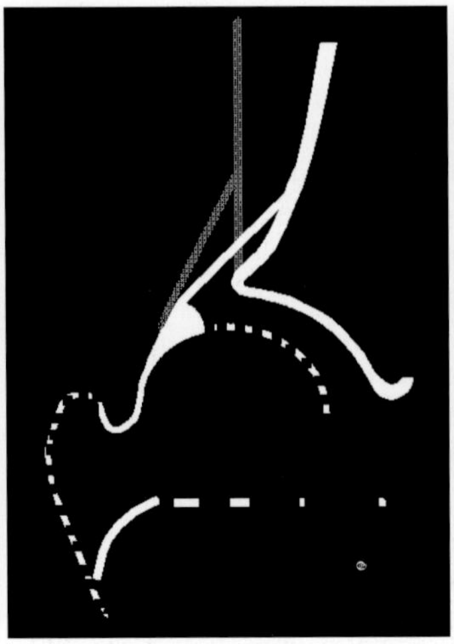

Abb. 26
Dorsaler Schnitt: Die Darmbeinsilhoutte neigt sich muldenförmig nach rechts (= schallkopfferne)

Abb. 27
Ventraler Schnitt: Die Darmbeinsilhouette neigt sich nach links (= schallkopfnahe)

Der Standardschnitt (= mittlerer Schnitt) (Abb. 28)

Die Standardebene verläuft durch den mittleren Anteil der Gelenkpfanne. Dies drückt sich durch eine gestreckte Darmbeinsilhouette, die meist parallel zum Monitorrand verläuft, aus. Ferner ist für die Darstellung des korrekten Standardschnittes (= Meßschnitt) die Darstellung des Unterrandes des Os ilium, die korrekte Schnittebene am Pfannendach (wie eben beschrieben) und die Darstellung des Labrum acetabulare notwendig.

Praktischer Hinweis: Neben diesen unbedingt notwendigen 3 Landmarks sind eine gut sichtbare Knorpel-Knochen-Grenze und ein gut sichtbarer Übergang des proximalen Perichondriums zum Os ilium Garant dafür, daß das Sonogramm kippfehlerfrei aufgenommen wurde (siehe auch »Die Abtasttechnik«, Seite 24).

Der dorsale Schnitt (Abb. 29)

Die Darmbeinsilhouette verläuft wegen der Fossa glutealis konkav, schallkopffern. Da unter physiologischen Verhältnissen die dorsale Pfannenüberdachung immer besser als die mittlere und die ventrale ist, läßt der dorsale Schnitt das Gelenk besser erscheinen als in der Standardebene (= mittlere Ebene).

Der ventrale Schnitt (Abb. 30)

Die Darmbeinsilhouette neigt sich zum Schallkopf (Richtung Haut). Das Gelenk erscheint in diesem Schnitt

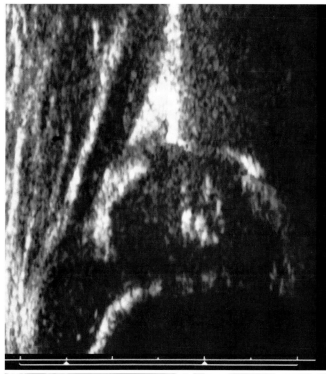

Abb. 28
Standardschnitt:
Der Unterrand des Os ilium ist klar und deutlich abgrenzbar, die Darmbeinsilhouette verläuft gestreckt, das Labrum acetabulare ist deutlich sichtbar

Abb. 29
Dorsaler Schnitt:
Die Darmbeinsilhouette neigt sich angedeutet muldenförmig nach rechts (= schallkopfferne)

Abb. 30
Ventraler Schnitt:
Die Darmbeinsilhouette neigt sich nach links (= schallkopfnahe)

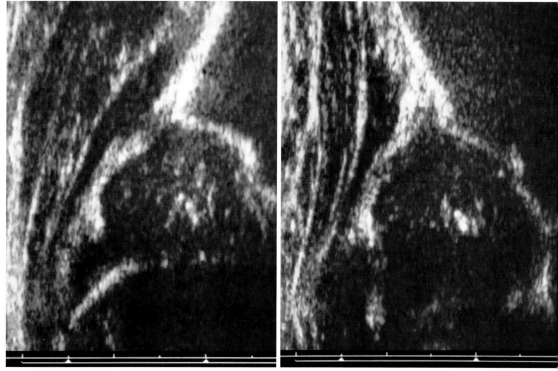

schlechter als im Standardschnitt, da die Pfanne im ventralen Anteil den Hüftkopf weniger gut knöchern überdacht.

Wichtiger Hinweis: Bei schwierigen Verläufen, dies sind meist auch pathologische Hüftgelenke mit speziellen Deformationen am Pfannendach, kann es sein, daß der Untersucher die Orientierung am Pfannendach verliert und die Standardebene nicht gleich gefunden werden kann. In diesen Situationen wird dringend empfohlen, nach der korrekten Definition der Standardebene die Untersuchung tomogrammartig vom dorsalen Schnitt aus zu beginnen. Da der dorsale Schnitt auch in schwierigen Situationen und bei hoch pathologischen Gelenken ein sicher topographisch zuzuordnender Schnitt ist (14), wird der Schallkopf so lange über den Unterrand des Os ilium am Pfannendach nach ventral rotiert, bis die Mulde der Fossa gluteĺis verschwindet und sich die Darmbeinsilhouette als Zeichen des Standardschnittes gestreckt abbildet.

Die Abtasttechnik

Grundsätzliches und Vorbereitung

Da ein Sonogramm nur beurteilbar ist, wenn die 3 bildwichtigen Landmarks dargestellt sind, diese sich aber im Millimeterbereich befinden, erklären sich die Schwierigkeiten beim Untersuchen des Säuglings von selbst. Kaum ist der Unterrand des Os ilium sichtbar, ist die korrekte Schnittebene verschwunden. Ist die korrekte Schnittebene eingestellt, fehlt der Unterrand des Os ilium bzw. ist das Labrum nicht mehr sichtbar. Mit zunehmender Untersuchungszeit wird der Säugling unruhig, so daß es immer schwerer wird, die 3 Landmarks gleichzeitig darzustellen.

Im Sinne der Fehlerminimierung ist alles zu unternehmen, um die Untersuchungszeit zu verkürzen. Aus diesem Grund ist ein standardisierter Vorbereitungs- und Abtastvorgang unter Zuhilfenahme von verschiedenen Behelfen sinnvoll. Es heißt immer wieder, daß Zeit bei der Untersuchung keine Rolle spielen dürfe. Dies ist bei der Säuglingshüftsonographie grundsätzlich falsch, da jedes Kind bei der Untersuchung früher oder später unruhig wird. Auch das Füttern während der Untersuchung oder das Anwärmen des Gels können eine präzise Vorbereitung und Abtasttechnik nicht ersetzen. Aus Zeitgründen empfiehlt sich die Untersuchung im Stehen unter Zuhilfenahme einer Lagerungsschale; eine Ablage für Schallkopf und Ultraschallgel direkt beim Untersuchungstisch vermeidet unnötige Handbewegungen und spart kostbare Untersuchungszeit.

Die Hüftsonographie sollte vor allen anderen Untersuchungen durchgeführt werden, um nicht bereits vor der Sonographie den kleinen Patienten zu Abwehrreaktionen zu reizen. Die Notwendigkeit einer standardisierten, drillmäßigen Abtasttechnik wird leider aufgrund ihrer Banalität meistens unterschätzt. Das Scannen ist das Resultat einer 15jährigen Erfahrung in der Ausbildung von Ärzten verschiedenster Fachdisziplinen und »Sonographern« und trägt der »Geschicklichkeit« der Untersucher genauso Rechnung wie dem Verhaltensmuster von Mutter und Kind. Interessanterweise sind die Untersucherprobleme und das Verhalten des Babys und seiner Mutter uniform, unabhängig von Hautfarbe, Kulturkreis, Bildungsgrad und sozialer Schicht!

Unter Zuhilfenahme dieser Erkenntnis und einer Fehleranalyse konnte ein einheitliches, immer anwendbares S c a n s y s t e m entwickelt werden.

1. Schritt: Führung der Mutter. Damit die Mutter ihre Papiere, die mitgebrachten Windeln oder ihr Körbchen ablegen kann, empfiehlt es sich, neben dem Untersuchungstisch noch zusätzlich einen Wickeltisch vorzubereiten.

2. Schritt: Die Mutter wird zum Untersuchungstisch gebeten, das Kind wird ihr mit einem bestimmten Handgriff abgenommen. Positionierung des Kindes in Seitlage, auf die linke Seite, damit das rechte Hüftgelenk zuerst geschallt werden kann (Abb. 31) (rechtes Gelenk vor linkem bringt gewisse Vorteile!) (15).

Abb. 31
Das Kind wird der Mutter abgenommen. Die Mutter sollte das Kind nicht selbständig in die Lagerungsschale legen

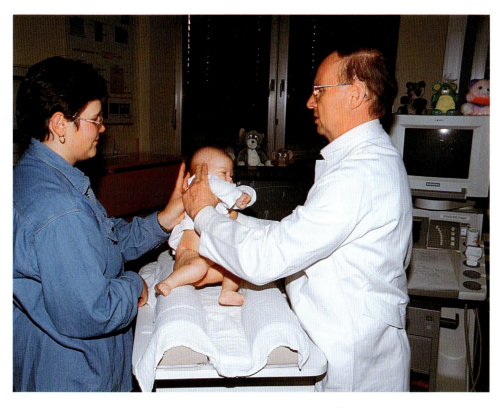

3. Schritt: Die Mutter wird nun aufgefordert, ihre rechte Hand auf die Schulter des Säuglings zu legen, eventuell wird ihre Hand auch ergriffen und richtig positioniert (beruhigende Wirkung auf den Säugling und Verhinderung einer Rotation desselben in der Lagerungsschale).

4. Schritt: Die linke Hand des Untersuchers umgreift das Beinchen und macht eine leichte Innenrotation (Trochanter major wird dadurch in die Frontalebene gedreht). Die spontane leichte Beugung im Hüftgelenk wird nicht verändert, das Beinchen wird keinesfalls gestreckt (provoziert Unruhe!). Der Daumen der linken Hand wird ventral vor den Trochanter major positioniert, Mittel- und Zeigefinger liegen »wandartig« hinter dem Trochanter (Markierung der Untersuchungsregion) (Abb. 32).

5. Schritt: Gel wird zwischen Daumen und Zeige- bzw. Mittelfinger auf die Trochanterregion aufgebracht und der Schallkopf aufgesetzt. Der Mittelfinger der linken Hand liegt nun zwischen Haut und Transducer (dadurch wird ein Kontakt mit dem Trochanter major hergestellt), der Zeigefinger liegt gestreckt über dem Mittelfinger und berührt ebenfalls den Schallkopf. Die rechte Hand führt den Transducer. Der Schallkopf wird parallel zu den Randwülsten verkippungsfrei ausgerichtet. Beide Unterarme des Untersucher stützen sich auf die Randwülste der Lagerungsvorrichtung ab. Es empfiehlt sich, diese Ausgangsposition mit einer kurzen Überprüfung zu kontrollieren (Abb. 33).

1. Finger (liegen die Finger gestreckt und nicht flektiert?).

2. Transducer (wird der Schallkopf verkippungsfrei und parallel zu den Randpölstern der Lagerungsschale gehalten?).

3. Hand (liegen beide Handgelenke auf den Randwülsten der Lagerungsschale auf?).

Der Abtastvorgang

1. Abtastschritt: Er beschränkt sich auf die Darstellung des Unterrandes des Os ilium. Mit Blick auf den Monitor wird, ohne die beschriebene Ausgangsstellung des Transducers zu ändern, der Schallkopf parallel zu den Randwülsten der Lagerungsschale über die Säuglingshüfte vor- und zurückgeschoben (zuerst mit großen, dann mit immer kleiner werdenden Ausschlägen auf den immer wieder aufblitzenden Unterrand des Os ilium eingependelt), bis am Monitor der Unterrand des Os ilium eindeutig und klar identifiziert werden kann. Ist das geschehen, wird das Sonogramm sofort (reflexartig) eingefroren. Der Schallkopf bleibt in dieser Stellung fixiert (Abb. 34).

Der Abtastvorgang kann folgendermaßen verbalisiert werden: »vor – zurück, vor – zurück« (die größeren Bewegungen

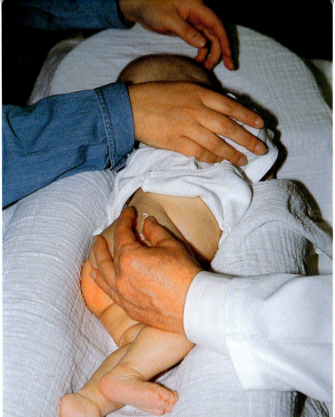

Abb. 32
Untersuchung des rechten Hüftgelenkes. Mit Daumen, Mittel- und Zeigefinger wird das Untersuchungsgebiet (Trochanter major) eingegrenzt. Die Hand der Mutter liegt auf der Schulter des Kindes

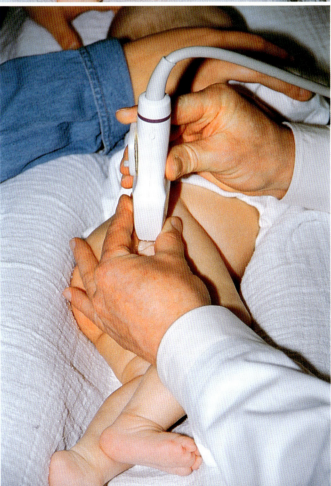

Abb. 33
Ausgangsstellung vor dem Scanvorgang: Die Finger liegen am Transducer gestreckt an, der Schallkopf ist verkippungsfrei aufgesetzt, beide Arme stützen sich auf den Randwülsten auf, um eine sichere Führung des Schallkopfes zu ermöglichen

suchen das Hüftgelenk als Ganzes auf). »Kleiner – kleiner – kleiner« (der Unterrand des Os ilium wird eingegrenzt) und »stop« (Einfrieren über dem Unterrand des Os ilium).

2. Abtastschritt: Er beinhaltet die nötige Korrektur zur Einstellung der Standardebene. Bei eingefrorenem Sonogramm orientiert sich der Untersucher mit Blick auf den Monitor bezüglich der Schnittebene. Ist der Schnitt am Pfannendach z. B. zu weit ventral angelegt, muß der proximale Anteil des Schallkopfes folgerichtig nach dorsal rotiert werden. Die nun notwendige Rotation des Schallkopfes wird mit Blick auf diesen durchgeführt. Das Ausmaß der notwendigen Rotation wird primär nur abgeschätzt. Der Blick auf den Transducer (das Sonogramm ist noch immer eingefroren) ist notwendig, um den Schallkopf verkippungsfrei zu rotieren (Abb. 35).

3. Abtastschritt: Durch die Rotation des Transducers ist mit großer Wahrscheinlichkeit der Unterrand des Os ilium wieder verlorengegangen. Es muß somit wieder mit dem 1. Abtastschritt begonnen und der Unterrand des Os ilium dargestellt werden. Ist der Unterrand des Os ilium durch »vor – zurück, kleiner – kleiner – kleiner, stop«-Bewegungen dargestellt, wird nochmals die Schnittebene kontrolliert (Abb. 36). Gegebenenfalls wiederholt sich der Vorgang der Rotation, bis die Schnittebene korrekt eingestellt ist. Bei diesem Abtastvorgang kommt das Labrum acetabulare ohne weitere Einstellbewegung automatisch zur Darstellung.

Wichtiger Hinweis: Es ist sehr schwierig und wird immer wieder vergeblich versucht, die Schnittebenen durch Rotation des Schallkopfes über dem Unterrand des Os ilium bei »laufendem Ultraschallgerät« zu korrigieren. Meist geht dabei der Unterrand verloren! Daher wird dringend empfohlen, Unterrand des Os ilium und Schnittebene in 2 getrennten Untersuchungsschritten einzustellen.

Umlagerung des Säuglings: Die Füßchen werden im Scherengriff mit der linken Hand erfaßt, das linke Ärmchen des Säuglings mit der rechten Hand des Untersuchers. Unter leichtem Zug mit der rechten Hand wird der Säugling auf die linke Seite gedreht, ohne daß er ganz aus der Lagerungsschale gehoben werden muß (Abb. 37).

Untersuchung des linken Hüftgelenkes: Die linke Hand des Untersuchers fixiert das Beinchen mit leichter Innenrotation. Die linke Hand wird flach auf den Säuglingsoberschenkel gelegt, Zeigefinger und Daumen der linken Hand umgreifen den Trochanter major. Der Schallkopf wird wieder parallel zu den Randwülsten aufgesetzt und ausgerichtet, der Abtastvorgang wiederholt sich (»vor – zurück, vor –

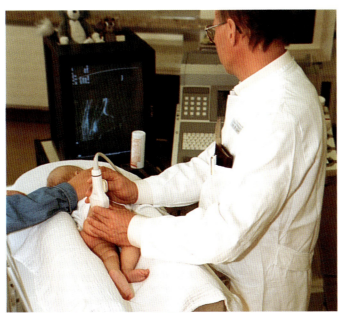

Abb. 34
Durch Vor- und Rückbewegung wird der Unterrand des Os ilium dargestellt und das Sonogramm unabhängig von der Schnittebene eingefroren

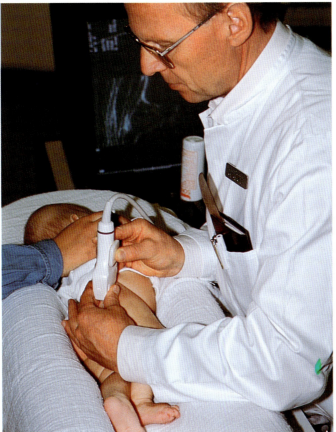

Abb. 35
Die Korrektur der Schnittebene erfolgt unter Augenkontrolle, um den Transducer beim Rotieren nicht zu verkippen

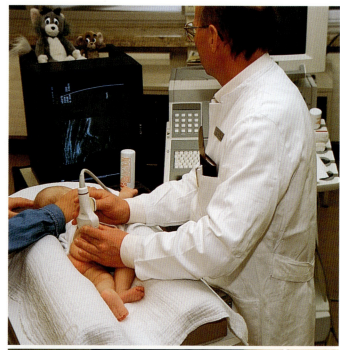

Abb. 36
Nach der Korrektur der Schnittebene wird durch Vor- und Zurückbewegung des Transducers wieder der Unterrand des Os ilium aufgesucht und die Schnittebene neuerlich kontrolliert

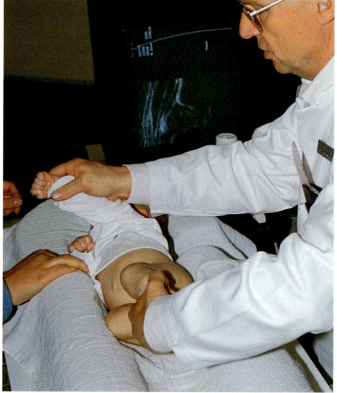

Abb. 37
Umlagerung des Kindes von der rechten auf die linke Seite durch den Arzt. Das Kind wird durch vorsichtigen Zug an den Beinchen und am linken Ärmchen gedreht, ohne es aus der Schale herauszuheben

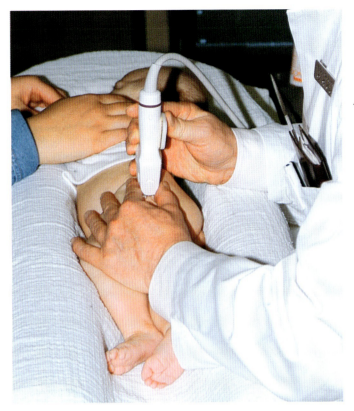

Abb. 38
Ausgangsstellung für die Untersuchung des linken Hüftgelenkes. Das Untersuchungsgebiet wird durch Daumen und Zeigefinger eingegrenzt (Trochanter major!), die Hand liegt flach auf dem Beinchen auf und provoziert eine leichte Innenrotation. Die korrekte Schallkopfposition wird vor dem Scannen überprüft

zurück, kleiner – kleiner – kleiner, stop«. – Nachdrehen – »vor – zurück …« usw.) (Abb. 38).

Streßtest (sogenannte »dynamische« Untersuchung)

Er dient der Erkennung von Instabilitäten und der Beurteilung der Erfolgsaussichten einer geschlossenen Repositionsbehandlung bei dezentrierten Hüftgelenken (siehe auch »Definition der Instabilität«, Seite 50). Der Streßtest ist somit nicht nur der Dezentrierungsversuch bei noch zentrierten Hüftgelenken, sondern auch die Visualisierung einer möglichen Reposition. Der Streßtest sollte somit ab Typ IIc erfolgen. Hüftgelenke vom Typ I, Typ IIa und Typ IIb lassen sich dabei nicht dezentrieren, die sichtbare leichte federnde Bewegung des Labrum acetabulare (= elastische Federung; siehe Seite 13) darf nicht als Instabilität fehlinterpretiert werden.

Durchführung des Streßtestes: Nach Einstellen des Schallkopfes in der Standardebene hält die rechte Hand den Transducer allein. Um eine sichere Führung des Schallkopfes zu gewährleisten, da sonst die Standardebene verloren geht, muß das rechte Handgelenk unbedingt auf dem Randwulst der Lagerungsschale abgestützt werden. Die freie linke Hand kann nun Zug oder Druck auf das Femur ausüben (Abb. 39).

Kippfehler Bedingt durch differente Schallaufgeschwindigkeiten im Gewebe kommt es je nach Einstrahlrichtung des Schallstrahles durch Beugungen und Brechungen zum Teil zu erheblichen Abweichungen des Schallstrahles mit konsekutiven Bildverzeichnungen. Wie eigene Untersuchungen zeigen, kann es durch schräg einfallende Schallstrahlen, wie sie bei Sectorscannern von Haus aus vorhanden sind, aber auch durch Verkippungen des Transducers bei Linearschallköpfen provoziert werden können, zu erheblichen Fehldiagnosen kommen. Es ist daher unbedingt notwendig, den Schallkopf beim liegenden Kind verkippungsfrei aufzusetzen (17, 18).

Kippung in ventro-dorsaler Richtung (Abb. 40–42) Bei dieser Einstrahlrichtung wird zwar ein standardschnittähnliches Sonogramm produziert, eine korrekte Beurteilung des Erkers bzw. ein Einzeichnen der Grundlinie ist durch die Verbreiterung des Perichondriums und des Os ilium kaum möglich. Gleichzeitig kann oft der Unterrand des Os ilium nicht scharf dargestellt werden, ein »Verflattern« führt zu falsch eingezeichneten Knochendachlinien.

Kippung in dorsoventraler Richtung (Abb. 43 und 44) Bei dieser Einstrahlrichtung wird eine scheinbar dorsale Schnittebene dargestellt. Zur Verwunderung der Untersucher verschwindet diese scheinbar dorsale Schnittebene auch dann nicht, wenn der Schallkopf am Pfannendach weiter nach ventral gedreht wird. Da sich die Krümmung der Os ilium-Kontur in diesem Fall nicht ändert, wird eines dieser Bilder verwertet, weil sich eben keine bessere Schnittebene einstellen ließ.

Fälschlicherweise nimmt der Untersucher an, daß hier eine Normvariante mit der typischen rabenschnabelartigen Ausziehung des Erkers (die es ja auch gibt) vorliegt.

Kippung in kraniokaudaler Richtung (Abb. 45 und 46) Bei dieser Einstrahlrichtung kann meist der Unterrand des Os ilium nicht scharf dargestellt werden. Meist kommt es zu unscharfer, ausgefranster Echogebung, der Unterrand »verflattert«.

Kippung in kaudokranialer Richtung (Abb. 47 und 48) Dies ist wohl der schwerste aller Fehler. Dadurch, daß der Schallstrahl eine lange Strecke durch knorpelig präformierte Strukturen durchläuft, kommt es zu erheblicher Bildverzerrung mit Darstellung einer scheinbar pathologischen Hüfte. Bei einer Schallkopfkippung bis etwa 10° stellt sich zunehmend ein scheinbar dysplastisches Gelenk dar. Wird der Schallkopf etwa um 20° gekippt, so kann sogar ein scheinbar dezentriertes Gelenk dargestellt werden.

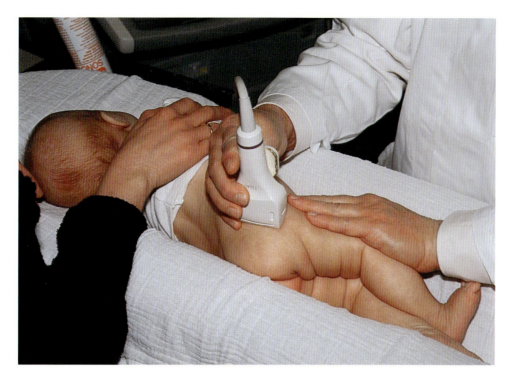

Abb. 39
Streßtest. Durch Druck in kraniale Richtung wird versucht, den Hüftkopf zu dezentrieren

Wichtiger Hinweis: Die typischen Verkippungseffekte lassen sich somit an charakteristischen Veränderungen der Landmarks erkennen. Bei strikter Beachtung der Kriterien bei der sogenannten Brauchbarkeitsprüfung können durch Verkippungseffekte unbrauchbare Sonogramme ausgeschieden werden. Beim schwersten aller Fehler, der Kippung in kaudokraniale Richtung, kann es für Ungeübte manchmal schwer sein, diesen Verzerrungsfehler zu erkennen.

In dieser Situation kann die Knorpel-Knochen-Grenze am Schenkelhals weiterhelfen. Bei kaudokranialer Einstrahlrichtung kommt die Knorpel-Knochen-Grenze bzw. der Schenkelhals nicht mehr zur Darstellung! Die Knorpel-Knochen-Grenze ist zwar für die Typisierung nicht wichtig, hat aber somit Bedeutung für die Bildorientierung, und man kann an ihr den klassischen kaudokranialen Kippfehler erkennen! Bei der von uns propagierten Abtasttechnik werden durch das spezielle Handling die Kippfehler weitgehend ausgeschlossen.

Um ein rasches, zügiges und standardisiertes Abtastverfahren zu ermöglichen, sind eine standardisierte Lagerung und ein standardisierter Abtastvorgang notwendig. In Kombination mit der Lagerungsschale hat sich eine von uns konstruierte Schallkopfführungsapparatur bewährt.

Lagerungsschale und Schallkopfführungsapparatur (Abb. 49)

Abb. 40
Kippung in ventrodorsaler Richtung

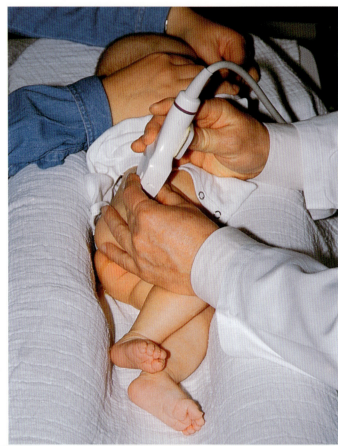

Abb. 41
Sonogramm mit ventrodorsaler Einstrahlrichtung: Die Bildverzeichnung erkennt man an der Verbreiterung der Echos des proximalen Perichondriums und des Darmbeines mit relativer Unschärfe

Abb. 42
Korrektes Sonogramm

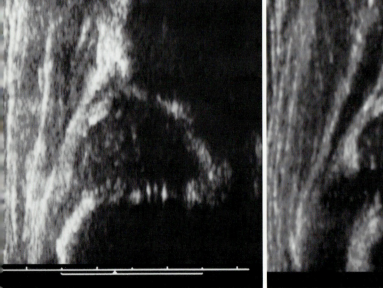

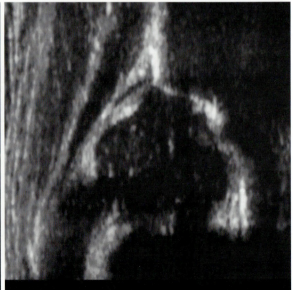

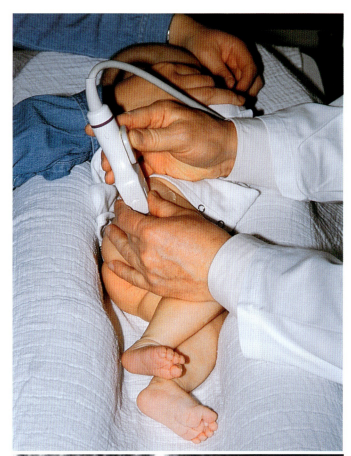

Abb. 43
Kippung in dorsoventraler Richtung

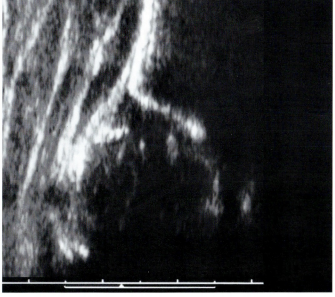

Abb. 44
Es kommt zur scheinbar dorsalen Schnittebene, die auch bei Drehung nach dorsal nicht verschwindet (vgl. dasselbe Hüftgelenk korrekt geschallt in Abb. 42)

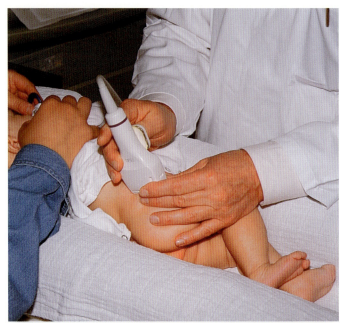

Abb. 45
Kippung in kraniokaudaler Richtung

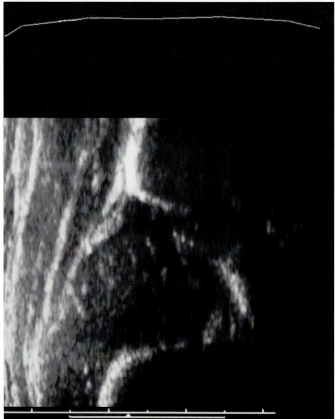

Abb. 46
Bei Kippung in kraniokaudaler Richtung kann durch Schallblockade am Pfannendach der Unterrand des Os ilium nicht mehr zur Darstellung gebracht werden

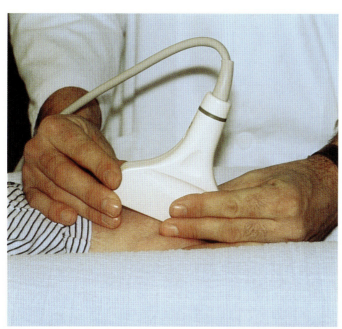

Abb. 47
Kippung in kaudokranialer Richtung

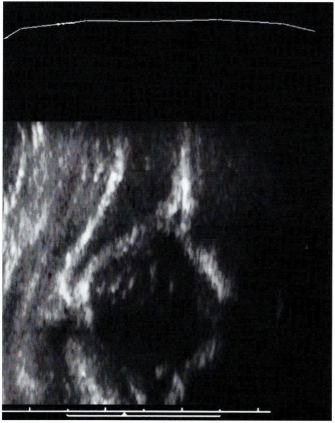

Abb. 48
Durch die verlängerte Schallaufstrecke bei dieser Einstrahlrichtung kommt es zu erheblicher Bildverzerrung und zu einer Pseudopathologie. Der Verkippungseffekt ist am fehlenden medialen Anteil der Knorpel-Knochen-Grenze bzw. an der schlechten Gesamtdarstellung derselben erkennbar. Sehr oft neigt sich dabei auch die Darmbeinsilhouette nach rechts und täuscht einen leicht dorsalen Schnitt vor (vgl. korrektes Sonogramm in Abb. 42)

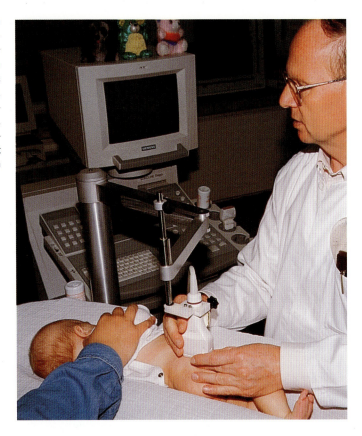

Abb. 49
Schallkopfführungsapparatur. Es sind nur jene Abtastbewegungen möglich, die für das Hüftgelenk notwendig sind, alle anderen Bewegungsrichtungen sind gesperrt, eine Verkippung des Schallkopfes ist dadurch nicht möglich

Sie ist für alle herkömmlichen Schallköpfe geeignet und läßt nur jene Scanvorgänge zu, die für das Hüftgelenk notwendig sind. Bewegungsrichtungen, die zu Verkippungen in der Schallkopflängs- oder -querachse führen, sind automatisch gesperrt. Die Lagerungsschale in Kombination mit der Schallkopfführungsapparatur erleichtert nicht nur Ungeübten das Scannen von Säuglingshüften enorm, sie reduziert den Untersuchungsvorgang auf wenige Minuten und hebt den Präzisionsstandard der Sonogramme wesentlich.

Die sonographische Meßtechnik

Oberstes Gebot: Keine Meßlinien auf einem Sonogramm einzeichnen, welches nicht der Standardebene entspricht!

Typ III- und Typ IV-Hüftgelenke werden nach morphologischen Gesichtspunkten klassifiziert (Pfannendachknorpel nach kranial oder nach kaudal gepreßt?). Da der Hüftkopf in superior-posteriore Richtung (Luxatio iliaca) luxiert und dabei die Standardebene mehr oder weniger verläßt, können auch keine korrekten Meßlinien eingezeichnet werden.

Die Definition der Meßlinien wurde der sonographischen Praxis angepaßt und entspricht nicht der aus der Mathematik gewohnten üblichen Definition einer Strecke oder Linie. Die durch die Linien entstehenden 2 Winkel charakterisieren als Knochenwinkel α die Ausformung der knöchernen Pfanne, als Knorpelwinkel β die Ausformung des knorpeligen Pfannendaches. Mit beiden Winkeln, die in gewissen Relationen zueinander stehen, läßt sich die Gesamtpfanne im knöchernen und knorpeligen Anteil mit ausreichender Genauigkeit einem Typ zuordnen.

Das Echo des Unterrandes des Os ilium stellt einen Drehpunkt dar, von dem aus eine Linie von lateral her an die knöcherne Pfanne angelegt wird (»tangential« an die knöcherne Pfanne).

Knochendachlinie (= Pfannendachlinie) (Abb. 50)

Achtung: Aus praktischen Gründen lautet die Definition: »tangential an die knöcherne Pfanne«, nicht tangential an den knöchernen Erker!

Probleme:

1. Das Erkerartefakt: Bei schlechter Wahl des Sendefokusses kommt es zu einer spitzen Ausziehung am knöchernen Erker. Dieses Erkerartefakt darf nicht mit dem knöchernen Erker verwechselt werden.

2. Der Unterrand des Os ilium muß ein klares, scharf abgrenzbares Echo sein. Der Unterrand des Os ilium darf nicht »verflattern« (15).

3. Ein weiteres Problem der Abgrenzung des Unterrandes des Os ilium ist durch besondere anatomische Verhältnisse bedingt: Kaudal des Unterrandes des Os ilium findet sich das Echo des Fettgewebes, welches die Fossa acetabuli auskleidet. Noch weiter lateral zieht das Echo des Lig. capitis femoris von kaudal nach proximal zur Fovea centralis des Hüftkopfes. Es wird somit bei schlechter Geräteabstimmung oder schlechter Aufnahmetechnik der Unterrand des Os ilium durch die Echos des Fettgewebes nicht genügend abgegrenzt. Der Unterrand des Os ilium erscheint nicht als Fleck, sondern ist lateral-kaudal ausgezogen.

Die 2. Verwechslungsmöglichkeit besteht darin, daß der Unterrand des Os ilium mit dem Echo der Fovea centralis verwechselt wird. Dieser Fehler kann durch leichtes Drehen des Hüftkopfes, welches die Fovea centralis zum Verschwinden bringt, während der Unterrand des Os ilium stationär bleibt, vermieden werden.

Grundlinie (Abb. 51)

Zuerst muß der »oberste Erkerpunkt« aufgesucht werden. Dies ist jener Punkt, an dem das Echo des proximalen Perichondriums (anatomisch nach neuesten Erkenntnissen das Caput reflexum des M. rectus femoris) in das Echo des Os ilium übergeht.

Probleme:

1. Die zur Verfügung stehende Meßstrecke, an der die Grundlinie angelegt wird, ist sehr kurz. Dadurch steigt automatisch bei kleinen Bildmaßstäben die Ungenauigkeit.

2. Der sogenannte »oberste Erkerpunkt« als notwendiger Ausgangspunkt für die Grundlinie kann nicht gefunden werden. Dies ist deshalb öfters der Fall, weil durch schlechte Geräteabstimmung zwischen proximalem Perichondrium und Os ilium Echos sind, die es unmöglich machen, den Meßpunkt zu lokalisieren. Es ist dann notwendig, die sogenannte Hilfslinie durch die dorsale Schallauslöschung als Grundlinienersatz (Grundlinienhilfslinie) zu benützen (14).

Abb. 50
Der Unterrand des Os ilium ist klar und deutlich darzustellen und darf nicht mit Strukturen der Fossa acetabuli verwechselt werden

1 = Fovea centralis
2 = Lig. capitis femoris
3 = Gewebe der Fossa acetabuli

Abb. 51
Grundlinienkonstruktion. Die Grundlinie wird vom obersten Erkerpunkt (1) tangential an die Iliumkontur angelegt

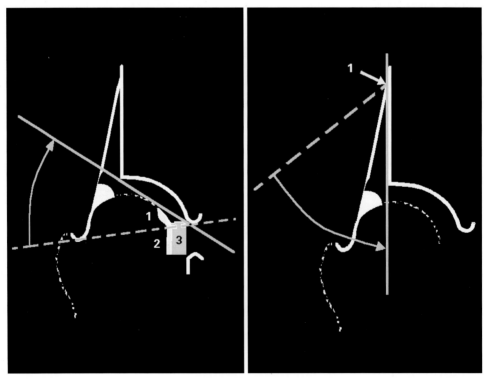

50 51

Abb. 52
Grundlinienhilfslinie. Die Grundlinienhilfslinie A´ liegt parallel zur Originalgrundlinie A und liegt am Beginn des Schallschattens des Os ilium (Auslöschlinie)

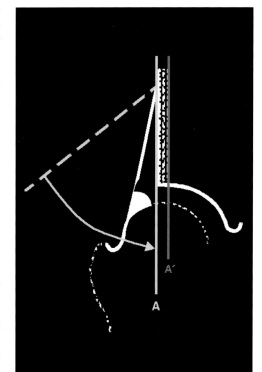

Abb. 53
Knorpeldachlinie. Sie zieht vom knöchernen Erker durch die Mitte des Labrum acetabulare

Abb. 54
Beispiel der richtig und der falsch eingezeichneten Pfannendachlinie. Knöcherne Erker und Schnittpunkt von Grund- und Pfannendachlinie sind nicht immer ident

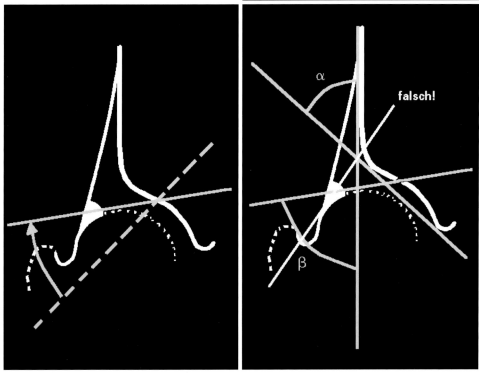

Grundlinienhilfslinie (Abb. 52)
Bei lateral eingestrahltem Schallstrahl trifft dieser nach Durchdringung der Muskulatur, des Perichondriums und des hyalinen Pfannendaches auf die laterale Lamelle des Os ilium. Es kommt zur Totalreflexion mit dorsaler Schallauslöschung. Am Übergang zur Schallauslöschung entsteht eine Linie, die nicht, wie früher irrtümlich angenommen, der inneren Kortikalis entspricht, sondern eine reine Artefaktlinie (= Auslöschlinie) ist. Die Linie steht somit parallel zur Grundlinie. Durch Winkelparallelität kann der Knochenwinkel α sowohl zwischen Grund- und Pfannendachlinie gemessen werden als auch zwischen der Hilfslinie und der Pfannendachlinie. Grund- und Pfannendachlinie schließen den Knochenwinkel α ein. Dieser ist ein Maß für die Ausprägung der knöchernen Pfanne.

Knorpeldachlinie (Abb. 53)
Sie wird auch manchmal Ausstellinie genannt und zieht vom knöchernen Erker durch die Mitte des Labrum acetabulare.

Probleme:

1. Der knöcherne Erker wird nicht punktgenau festgelegt, weil die Erkerdefinition »Konkavität zu Konvexität« nicht richtig angewendet wird. Der knöcherne Erker ist nicht automatisch der Schnittpunkt von Grund- und Pfannendachlinie. Nur bei Typ I-Gelenken mit eckigem knöchernem Erker ist dies der Fall!

2. Die »Mitte« des Labrum acetabulare: Ältere Definitionen legten als 2. Meßpunkt die Spitze des Labrum acetabulare fest. Leider ist auch bei hochauflösenden Geräten und guter Geräteeinstellung die Spitze des Labrum nicht immer genau zu erkennen. Daher wurde von dieser Pseudogenauigkeit abgegangen und als 2. Meßpunkt die Mitte des Echos des Labrum acetabulare definiert. Diese Definition beinhaltet natürlich eine kalkulierte Ungenauigkeit, die sich statistisch nur in einer größeren Verteilungsbreite des β-Wertes bemerkbar macht.

Wichtiger Hinweis: Der Umschlagpunkt (= Erker) liegt an jener Stelle, an der die Konkavität der knöchernen Pfanne in die Konvexität der Darmbeinsilhouette übergeht (Umschlagpunkt »Konkavität zu Konvexität«). Er entspricht nur dann dem »anatomischen knöchernen Erker«, wenn es sich um den ideal eckigen Erker bei einer Typ I-Hüfte handelt. Die genannten 3 Linien werden sich also häufig nicht in einem Punkt schneiden (15)! (Abb. 54).

Winkeldefinition
Knochendachwinkel α: Er ist das Maß für die knöcherne Überdachung des Hüftkopfes und damit auch für die knöcherne Formsicherung. Er legt den Hüfttyp fest. Ausnahmen: Typ IIc – stabil/instabil, Hüfttyp D.

Knorpeldachwinkel β: Er ist das Maß für den knorpeligen Anteil der Pfanne und dient der Feindifferenzierung innerhalb der Hüfttypen (Typ Ia – Typ Ib, Typ IIc stabil/instabil, Hüfttyp D). Hüfttypendefinierend ist er bei Hüfttyp D (siehe »Die Hüfttypen«, Seite 46).

Die sonographische Typisierung

Morphologie

Die Hüfttypisierung erfolgte früher primär nur nach morphologischen Kriterien durch die Beschreibung der knöchernen Pfanne (»knöcherne Formsicherung«), des knöchernen Erkers und des knorpeligen Pfannendaches. Mit der Notwendigkeit zunehmender Präzison und Feintypisierung hat die Deskription mit ihrer doch sehr untersucherabhängigen Befundung vordergründig an Bedeutung verloren und wurde durch die zunehmend verbesserte meßtechnische Auswertung übertroffen. Nach wie vor aber liegt der Wert der Deskription darin, daß sich der Untersucher mit dem Hüftsonogramm, um die entsprechenden Termini den anatomischen Strukturen zuordnen zu können, auseinandersetzen muß.

Die Deskription sollte auch, wenn sie kritisiert wird (35), bei den Ausbildungskursen aus didaktischen Gründen weiterhin gelehrt und gelernt werden. Sie zwingt bei der Beurteilung der Hüftgelenkssituation zu systematischem Vorgehen und veranlaßt den Beurteiler, Form und Struktur von 3 wesentlichen anatomischen Strukturen in ein System, das schließlich zur vorläufigen Diagnose führt, zu pressen (Tab. 1).

Die Strukturen sind:

1. Knöchernes Pfannendach.
2. Erkerkonturierung (prognostische Aussage über das weitere Pfannendachwachstum möglich) (15).
3. Knorpeliges Pfannendach.

Sonometer und Reifungskurve

Sonometer

Eine große Bedeutung bei der Typeneinteilung kommt dem Alter des Säuglings zu. Durch Gegenüberstellung von röntgenologischen Befunden und Sonogrammen konnten für verschiedene Altersgruppen typische Werte für die sonographischen Meßwerte α und β ermittelt werden. So entstand eine Grafik, welche als Sonometer bezeichnet wird (Abb. 55 und 56). Mit dieser können bei gegebenen α- und β-Winkeln die Hüfttypen bestimmt werden. Der α-Wert der Sonogramme und der AC-Winkel im Röntgen stehen in einem bestimmten Verhältnis zueinander (26):

Faustregel: α (Sono) + AC-Wert (Röntgen) = 90°

Reifungskurve

Unter Voraussetzung eines Mindestmaßes der enchondralen Ossifikation entwickelt sich unter hoher Wachstumsgeschwindigkeit in der postpartalen Phase das Pfannen-

Hüfttyp	Knöcherne Formgebung/ Knochenwinkel α	Knöcherner Erker	Knorpelig präform. Pfannendach Knorpelwinkel β
Typ I Reifes Hüftgelenk jedes Alter	Gut $\alpha = 60°$ oder größer	Eckig/stumpf	Übergreifend Ia → $\beta < 55°$ Ib → $\beta > 55°$
Typ IIa (+) Physiologisch unreif → altersentsprechend LWo <12	Ausreichend $\alpha = 50{-}59°$ (laut Sonometer altersentsprechend)	Rund	Übergreifend
Typ IIa (–) Physiologisch unreif → mit Reifungsdefizit LWo <12	Mangelhaft $\alpha = 50{-}59°$ (laut Sonometer zu klein)	Rund	Übergreifend
Typ IIb Verknöcherungsverzögerung LWo >12	Mangelhaft $\alpha = 50{-}59°$	Rund	Übergreifend
Typ IIc Gefährdungsbereich jedes Alter	Hochgradig mangelhaft $\alpha = 43{-}49°$	Rund bis flach	Noch übergreifend $\beta < 77°$
Typ D Am Dezentrieren jedes Alter	Hochgradig mangelhaft $\alpha = 43{-}49°$	Rund bis flach	Verdrängt $\beta > 77°$
Typ IIIa Dezentriertes Gelenk	Schlecht $\alpha = <43°$	Flach	Nach kranial verdrängt – ohne Strukturstörungen
Typ IIIb Dezentriertes Gelenk	Schlecht $\alpha = <43°$	Flach	Nach kranial verdrängt – mit Strukturstörungen
Typ IV Dezentriertes Gelenk	Schlecht $\alpha = <43°$	Flach	Nach mediokaudal verdrängt
Ausnahme Typ II mit Nachreifung	Mangelhaft bzw. ausreichend	Eckig (als Zeichen der Nachreifung)	Übergreifend

Tab. 1
Deskriptive Beschreibung der Hüfttypen (LWo = Lebenswoche)

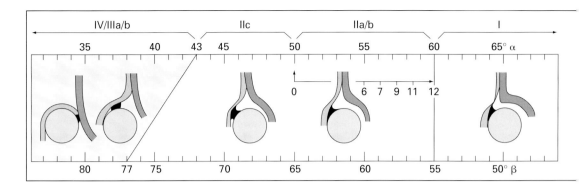

Abb. 55
Sonometer. Winkel α und β stehen in einem bestimmten Verhältnis zueinander und ergeben in Kombination verschiedene Hüfttypen

dach nach Sonometerwerten, ausgehend von der Geburt mit einem Minimal-α-Wert von 50° bis zum 3. Lebensmonat mit einem α-Winkel von minimal 60°. Statistische Untersuchungen (32, 33) zeigten, daß der α-Mittelwert (nicht zu verwechseln mit dem Minimalwert) bei Typ I-Gelenken im 3. Lebensmonat bei 64,4° liegt. Unter der Voraussetzung einer linearen Reifung (schlechteste Annahme) errechnet sich daraus der optimale α-Wert bei der Geburt mit 55° (nicht zu verwechseln mit dem Mindestreifungsgrad von 50°) (25).

Die Reifungskurve (33) zeigt, daß der Mittelwert spontan ausreifender unbehandelter Hüftgelenke in der 4. Lebenswoche bereits 59° erreicht. Zwischen der 4. und 16. Lebenswoche steigen die Mittelwerte sowie die Standardabweichung nur um 4° an. Nach dem 4. Lebensmonat zeigt sich ein typischer plateauartiger Verlauf zwischen 64° und 65°, der bis etwa zum 11. Lebensmonat verbleibt. Bis zum 13. Lebensmonat steigen die α-Mittelwerte auf 66°.

Die weitere Reifung des Pfannendaches wird danach durch den radiologischen AC-Winkel nach TÖNNIS (31) beschrieben (25). Dies bedeutet, daß bei hoher Wachstumspotenz die Formdifferenzierung in den ersten 6 Lebenswochen extrem

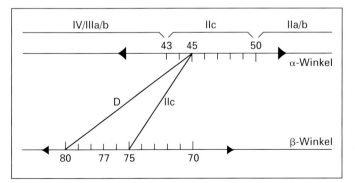

Abb. 56
Beispiel für den Hüfttyp IIc und Hüfttyp D

hoch ist, bereits bis zur 12. Lebenswoche abflacht und sich mit der 16. Lebenswoche auf ein proportionales Größenwachstum von Hüftkopf und Pfanne einpendelt (25).

Die sonographischen Hüfttypen und ihre Feindifferenzierung

Die Hüfttypen (Abb. 57–61)

Typ I (Abb. 57): Entspricht einem »ausgereiften«, klinisch und sonographisch altersentsprechenden gesunden Hüftgelenk. Die knöcherne Formgebung ist gut, der Erker ist eckig oder stumpf (»geschweift«) und das knorpelige Pfannendach übergreifend. Der Knochenwinkel α beträgt mindestens 60°. Eine weitere Unterteilung ist durch Ausmessen des Knorpelwinkels β möglich:

Typ Ia: β <55° (knorpeliges Pfannendach reicht weit über den Hüftkopf).

Typ Ib: β >55° (relativ kurzes knorpeliges Pfannendach).

Die Unterscheidung von Typ Ia und Typ Ib hat derzeit noch keine praktische Bedeutung. Möglicherweise entstehen verschieden große Pfannendächer am Ende des Wachstums, deren Bedeutung hinsichtlich der Präarthrose spätere Forschungsarbeiten zeigen müssen (14).

Typ II (Abb. 58): Beinhaltet Hüftgelenke mit verschiedenen Varianten der physiologischen und pathologischen Verknöcherungsverzögerungen im Erkerbereich. Unterteilt wird

Abb. 57 Hüfttyp I

Abb. 58 Hüfttyp II

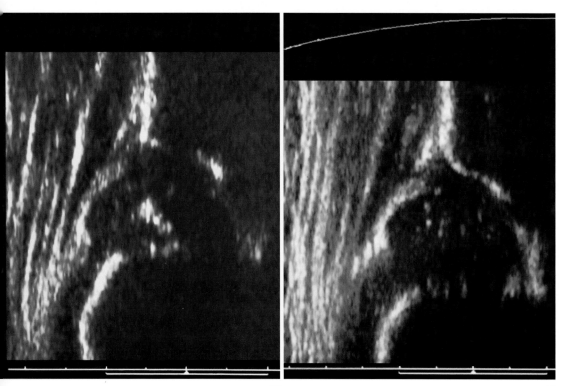

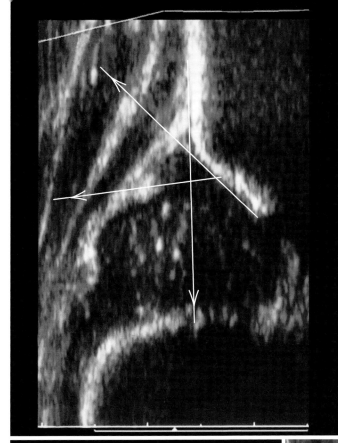

Abb. 59
Hüfttyp D, α 47°, β 85°

◁

Abb. 60
Hüfttyp IIIa

Abb. 61
Hüfttyp IV. Der Hüftkopf ist völlig disloziert, die Kapselhaube geht muldenförmig in das Perichondrium über

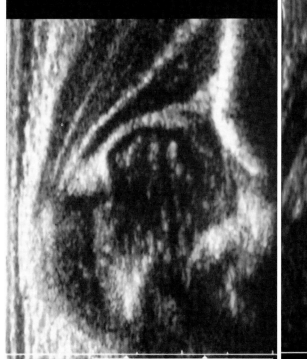

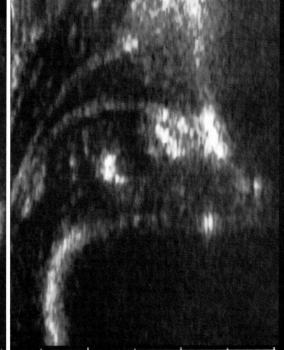

in Abhängigkeit vom Alter des Säuglings (jünger bzw. älter als 12 Wochen) und vom Ausmaß der Ossifikationsverzögerung bzw. -störung.

Typ IIa: α-Werte zwischen 50 und 59°, jünger als 12 Wochen. Dieser Hüfttyp entspricht einem physiologisch unreifen Gelenk. Typ IIa-Gelenke generell als prämorbiden Zustand zu deklarieren (35) und ihnen die Bezeichnung »physiologisch unreif« abzusprechen (34), ist problematisch. Typ IIa-Gelenke können in den Typ IIa+ und Typ IIa– unterteilt werden (15). Mit dieser Unterteilung kann die Wachstumspotenz abgeschätzt und so eine einsetzende Reifungsverzögerung bereits frühestmöglich erkannt werden. So gesehen wäre nur für die Hüfte vom Typ IIa– die Bezeichnung »prämorbider Zustand« gerechtfertigt.

Typ IIb: Das Hüftgelenk ist älter als 12 Wochen. Der α-Wert liegt zwischen 50 und 59°. Dieses Hüftgelenk entspricht in diesem Alter einem eindeutig dysplastischen Gelenk. Die knöcherne Pfanne ist mangelhaft, der knöcherne Erker rund, das Knorpeldach auf den Hüftkopf übergreifend. Stellt sich der knöcherne Erker statt rund »eckig« dar, ist dies ein Zeichen der Nachverknöcherung und prognostisch günstig zu werten (siehe auch »Morphologie«, Seite 43).

A c h t u n g : Typ IIa und Typ IIb unterscheiden sich nur in bezug auf das Alter. Überdachungsverhältnisse, wie sie für ein 4 Wochen altes Gelenk durchaus noch akzeptabel sind, entsprechen bei einem 4 Monate alten Kind aufgrund altersbedingter, verminderter Ossifikationspotenzen einer Hüftdysplasie.

Typ IIc: »Kritische Hüfte, Hüfte im Gefährdungsbereich« (Gefahr der progredienten Dezentrierung = »schwere Dysplasie«) – jedes Alter! Formgebung hochgradig mangelhaft, Erker rund bis flach, Knorpeldach verbreitert und gerade noch übergreifend. Knochenwinkel $\alpha = 43–49°$ (= Gefährdungsbereich), Knorpelwinkel $\beta < 77°$ (Messung zur Unterscheidung von einer D-Hüfte unbedingt notwendig). Wandelt sich eine IIc-Hüfte im sonographischen Streßtest (der hier immer durchgeführt werden muß!) in eine D-Hüfte um (knorpeliges Pfannendach läßt sich mit dem Labrum acetabulare durch Druck nach oben verdrängen = $\beta > 77°$), wird sie als »IIc instabil« bezeichnet; gelingt dies nicht spricht man von »IIc stabil«.

Typ D (Abb. 59): Hüftgelenk »am Dezentrieren«. Der Knochenwinkel α beträgt, wie bei der IIc-Hüfte 43–49° (= α im Gefährdungsbereich), der β-Winkel ist aber $>77°$! Der Hüfttyp D ist das 1. Stadium einer Dezentrierung. Er sollte daher aus systematischen Gründen nicht mehr wie früher und irrtümlich als Typ IId bezeichnet werden, da alle Typ II-Gelenke zentrierte Hüftgelenke sind, während der Hüfttyp D das 1. Stadium eines luxierten Gelenkes ist. Aus diesem Grunde sind Hüftgelenke vom Typ D von Haus aus instabil.

Typ III (Abb. 60): Der Hüftkopf ist luxiert. Durch die schlechte knöcherne Formgebung und den flachen Erker kann der Hüftkopf nicht mehr in der Pfanne gehalten werden, und das knorpelige Pfannendach wird nach kranial verdrängt. Gering dezentrierte Typ III-Gelenke sind manchmal gerade noch in der Standardebene darzustellen und können auch ausgemessen werden; der α-Wert beträgt weniger als 43°. Ist die Dezentrierung höheren Grades, verläßt der Hüftkopf meist die Standardebene, so daß diese Gelenke nicht mehr gemessen werden dürfen, sehr wohl aber beurteilt werden können, da die Diagnose durch die Verdrängungsrichtung des knorpeligen Pfannendaches (Unterscheidung Typ III von Typ IV) morphologisch erfolgt. Das besondere morphologische Kennzeichen von Typ III-Gelenken ist, daß der Großteil des Pfannendachknorpels nach kranial verschoben ist und somit das Perichondrium nach kranial zieht. Sehr oft ist auch das Labrum in Relation zum knöchernen Erker höher stehend.

Die Typ III-Hüfte wird entsprechend der Echogenität des knorpeligen Pfannendaches unterteilt:

Typ IIIa: Pfannendachknorpel ohne Strukturstörungen; es zeigt sich der typische, sonographisch echofreie, hyaline Knorpel des Pfannendaches.

Typ IIIb: Pfannendachknorpel mit Strukturstörungen, welche sich in einer Echogenität des Pfannendachknorpels zeigt. Ursache ist der zunehmende Druck des dezentrierten Hüftkopfes auf den hyalinen Knorpel der Pfanne, der schließlich zu einer, auch histologisch nachweisbaren, faserknorpeligen Degeneration führt. Nur bei inadäquaten Therapiemaßnahmen sieht man heute noch vereinzelt IIIb-Hüften – sie sind Raritäten geworden!

Die Unterscheidung, ob die Echogenität im Pfannendachknorpel durch eine echte Strukturstörung bedingt ist oder ob ein Artefakt vorliegt, ist nach folgenen Kriterien möglich:

1. Vergleich mit dem hyalinen Hüftkopfbereich; bei einer Strukturstörung müssen deutlich mehr Reflexe im knorpeligen Pfannenteil vorhanden sein als im Hüftkopf.

2. Die Reflexe müssen über die ganze Ausdehnung des Pfannendachknorpels verteilt sein. Die zwischen proximalem Perichondrium und Darmbeinecho auftretenden Echos sind Pendelechos und dürfen nicht als »beginnende« Strukturstörung fehlinterpretiert werden.

Unterscheidung zwischen Strukturstörung und Nachverknöcherung (14): Die physiologische Nachverknöcherung der Pfanne kann zu ähnlichen Reflexen wie bei der pathologischen Strukturstörung führen. Nachverknöcherungen finden sich bei zentrierten Gelenken, Strukturstörungen nur beim Typ III und IV! Die Unterscheidung ist also anhand der Hüfttypisierung leicht möglich (zentriert – dezentriert). Nachverknöcherung bedeutet immer Pfannenwachstum. Pfannenwachstum bei luxierten Hüften würde bedeuten, daß sich eine Pfanne über dem luxierten Gelenk bildet – so etwas gibt es jedoch nie! Nachverknöcherung kann also bei luxierten Gelenken nicht vorkommen!

M e r k e : Echogenes Pfannendach bei zentrierten Hüften = Nachverknöcherung, echogenes Pfannendach bei dezentrierten Hüften = Strukturstörung.

Typ IV (Abb. 61): Der Hüftkopf ist luxiert. Das knorpelige Pfannendach ist zwischen Hüftkopf und Os ilium eingequetscht und in mediokaudaler Richtung zur Urpfanne hinuntergedrückt. Das bedeutet, daß der Weg des Kopfes zurück in die Pfanne durch den verdrängten Knorpel erheblich behindert ist. Die Prognose eines Typ IV-Gelenkes ist deutlich schlechter als die eines Typ III-Gelenkes und hängt wesentlich von der Frühdiagnose ab.

Unterscheidung Typ III- von Typ IV-Gelenken: Methodisch lassen sich Typ III- von Typ IV-Gelenken unter Beachtung des Perichondriumverlaufs differenzieren. Das Perichondrium ist der Indikator, wo sich das hyalin-knorpelig präformierte Pfannendach befindet: kranial oder kaudal. Die Stellung des Labrums ist dabei irrelevant. Zieht das Perichondrium nach kranial, so handelt es sich um ein Typ III-Gelenk, zieht das Perichondrium horizontal zur knöchernen Pfanne oder muldenförmig und dann erst ansteigend zum knöchernen Pfannendach, so liegt ein Typ IV-Gelenk vor.

Typ III- und Typ IV-Gelenke sind beide definitionsgemäß als luxierte Gelenke zu bezeichnen. Der Begriff »Subluxation« ist ein klinischer Begriff und darf nicht für Typ III-Gelenke verwendet werden. Zusammenfassung siehe Tab. 1.

Definition der Instabilität

Alle dezentrierten Gelenke sind instabil. Diese Instabilität kann aber bei der klinischen Untersuchung nicht immer festgestellt werden (3). Selbst Typ IV-Gelenke können ORTOLANI-negativ sein (10)! Für die Therapie ist es wichtig, festzustellen, welche Hüftgelenke stabil bzw. instabil sind, um den Übergangsbereich möglichst exakt zu erfassen.

Ab welchem Hüfttyp kann nun ein Gelenk instabil werden, und wie kann dieser Zustand objektivier- und meßbar, unabhängig von der Erfahrung und dem Geschick des Untersuchers diagnostiziert werden?

Ein Hüftgelenk beginnt instabil zu werden, wenn es sonographisch möglich ist, bei einem Typ IIc-Gelenk den Hüftkopf unter Druck zu luxieren, so daß eine definierte Deformierung des Pfannendachknorpels entsteht und das Typ IIc-Gelenk unter Druck in einen Hüfttyp D übergeführt wird (15). Ein solches Hüftgelenk wird als Typ IIc instabil bezeichnet.

A n m e r k u n g : Die mancherorts praktizierte Gewohnheit, die Knorpeldachlinie nicht einzuzeichnen und den β-Wert nicht zu messen, beraubt den Untersucher nicht nur einer Qualitätskontrolle, da Winkel α und Winkel β in einem bestimmten Verhältnis zueinander stehen, sondern macht die Klassifizierung von Typ IIc stabil, Typ IIc instabil und Hüfttyp D unmöglich.

Dadurch wird die nahezu historische Chance vertan, die pathologische und für die Therapie wichtige Instabilität von physiologischen Wackelbewegungen (elastische Federung) abzugrenzen und unabhängig von der Erfahrung und dem Geschick des Untersuchers zu machen.

1. Häufigste Ursache ist eine primäre Fehldiagnose; das heißt, die primär diagnostizierte Typ I-Hüfte war schon immer schlechter als Typ I und hat sich ohne Therapie häufig noch weiter verschlechtert!

Ursachen für Verschlechterung von Hüftgelenkbefunden

2. Neuromuskuläre Imbalance: z. B. bei spastischer Diplegie führt die Änderung der muskulären Kraftverhältnisse während des Wachstums zu einer Dezentrierung der Hüften.

3. Distensionsluxation: Eine Ergußbildung bei Koxitis kann zu einem Herausdrängen des Hüftkopfes aus der Pfanne führen.

4. Bei ehemals luxierten, aber primär ausbehandelten Hüftgelenken, die Typ I geworden sind, kann es durch eine derzeit nicht diagnostizierbare Schädigung der Wachstumszone im Bereich des Pfannendaches zu einer konsekutiven Wachstumsverzögerung der Pfanne im Laufe der darauffolgenden Jahre kommen (25). Durch diese relative Wachstumsverzögerung kann eine neuerliche Hüftgelenkdysplasie auftreten. Daher wird dringend empfohlen, ehemals luxierte Hüftgelenke bis zum Wachstumsende in bestimmten Abständen orthopädisch kontrollieren zu lassen.

Die sonographiegesteuerte Therapie

Grundprinzip der Behandlung nach biomechanischen Gesichtspunkten

Nicht zuletzt wird der Wert der Sonographie auch an der Behandlungsrate gemessen (19). Summationsdiagnosen, wie »Hüftluxation« oder »Subluxation« (= »ein bißchen luxiert«) oder der allgemeine Begriff Hüftdysplasie geben den pathoanatomischen Zustand des Hüftgelenkes nur ungenügend wieder.

Banales B e i s p i e l : Fieber ist keine Diagnose. Niemand würde ein hoch fieberndes Kind ohne weitere Abklärung mit einem Breitbandantibiotikum behandeln. Dies wäre zwar prinzipiell möglich, die Trefferquote wahrscheinlich gering, der Schaden höchstwahrscheinlich groß.

Erst nach Klärung (Hüftsonographie) und Diagnose (Typisierung) kann anhand dieses Antibiogrammes, das für den jeweils krankmachenden Faktor bestmöglich wirksamste Medikament (Extension, Spreizhose, etc.) ausgewählt werden.

Der Ausgangspunkt für jegliche Therapie muß somit die Analyse des pathoanatomischen Substrates des Kopf-Pfannen-Systems sein. Je nach Leistungsfähigkeit des Diagnoseinstrumentes werden sich unter Ausnützung der altersentsprechenden Wachstumspotenzen bei Berücksichtigung biomechanischer Therapieprinzipien die therapeutischen Erfolge einstellen. Die Korrelation der sonographischen Befunde mit pathoanatomischen Veränderungen des Hüftpfannensystems sollte daher unter Einhaltung bekannter und bewährter Therapieprinzipien auch adäquate Therapieresultate bringen. Basieren die früheren Therapieprinzipien meist auf klinischen oder radiologischen Befunden, so liegt der sonographiegesteuerten Behandlung das pathoanatomische Substrat der knöchernen und knorpelig präformierten Pfanne zugrunde.

Das Einleiten einer Therapie ohne vorherige Klärung durch eine bildgebende Methode ist obsolet. Auch in der Therapie der Hüftreifungsstörung gilt das Prinzip »nil nocere« (35). Da jede Übertherapie nicht nur dem Gelenk selbst Schaden zufügen kann, sondern eine Beeinträchtigung für das Kind, eine erhebliche psychische Belastung für die Eltern und nicht zuletzt eine finanzielle Last für die Allgemeinheit darstellt, ist eine sogenannte »vorsorgliche Abspreizbehandlung« genauso obsolet wie eine vorsorgliche Antibiotikatherapie. Eine optimale Kombination zwischen Diagnose und Therapie bringt einen nicht unerheblichen organisatorischen Aufwand mit sich und erfordert auch eine intensive Interaktion von Pädiatern und Orthopäden.

Therapieziel

1. Rückführung der pathoanatomischen Veränderungen in den altersentsprechenden anatomischen Normalzustand des Gelenkes.

2. Nutzung des Ossifikationspotentials des Hüftgelenks. Nach heutigem Wissensstand ist das Wachstums- und Ossifikationspotential der Hüftgelenkpfanne altersabhängig. Eine sichere Diagnose und – wenn notwendig – Therapieeinleitung so rasch wie möglich nach der Geburt ist anzustreben.

3. Vermeidung von Schädigung bestehender Strukturen, vor allem der Wachstumszonen an der Hüftpfanne, sowie Vermeidung von Hüftkopfnekrosen.

Erste Maßnahme muß die Analyse des pathoanatomischen Zustandes des Hüftgelenkes sein. Die sonographische Typisierung läßt Rückschlüsse auf die pathobiomechanische Situation des Gelenkes zu. Durch das Herausgleiten des Hüftkopfes ist es mechanisch zu einer Deformierung der Pfanne gekommen. Es müssen daher Therapiemittel ausgewählt werden, die aufgrund ihrer Konstruktion in der Lage sind, die Kräfte im Hüftgelenk so umzuleiten, daß diese Deformierungen der Gelenkpfanne wieder in den altersgemäßen Normalzustand zurückzuführen sind. Im wesentlichen durchläuft das Hüftgelenk, ausgehend von der schlechtesten Variante, nämlich einem dezentrierten Gelenk, 1 Vorbereitungs- und 3 Behandlungsphasen.

Behandlungsphasen (17)

Durch die sonographische Frühdiagnostik kann der Behandlungsweg erheblich abgekürzt werden. Es kommt leider immer noch zum verspäteten Therapiebeginn (23), so daß sich ein luxierter Hüftkopf nicht sofort manuell oder durch einen Behelf in der Urpfanne zentrisch einstellen läßt. Dies betrifft meist ältere Kinder, die bereits eine deutliche Bewegungseinschränkung und Adduktorenverkürzung haben. Bei diesen Kindern muß das Hüftpfannensystem gelockert werden. Dies ist je nach Schweregrad durch eine geschulte und ärztlich kontrollierte Krankengymnastik, bei schweren Bewegungseinschränkungen durch eine Extensionsbehandlung oder Adduktorentenotomie möglich.

Die Vorbereitungsphase

Bei dezentrierten Gelenken nach den sonographischen Typen D, IIIa, IIIb und Typ IV ist die Reposition des Hüftkopfes notwendig. Welches Therapiemittel zur Anwendung kommt, ist irrelevant, wenn nur das Grundprinzip, nämlich, daß durch den Behandlungsmechanismus der Hüftkopf wieder in der Urpfanne zentrisch eingestellt wird, eingehalten wird. Einige Repositionsmittel sind aufgrund ihrer mechanischen Konzeption dafür besser, einige wahrscheinlich weniger gut geeignet. Prinzipiell muß es sich jedoch im weitesten Sinne des Wortes um eine »Repositionsorthese« handeln.

Die Repositionsphase (Abb. 62)

Mit der immer früher einsetzenden Diagnose mit Hüftultraschall ist die Diagnose auch einer luxierten Hüfte in

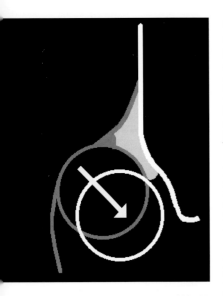

Abb. 62
Die Repositionsphase:
Der Hüftkopf steht ursprünglich dezentriert und hat das Knorpeldach verdrängt. Durch die Reposition gelingt es, den Hüftkopf wieder in die Urpfanne, zumindest aber vor die Urpfanne zu stellen, wobei das knorpelige Pfannendach weiterhin deformiert und die Gelenkkapsel ausgeweitet und schlaff bleibt

der Regel gleich nach der Geburt zu stellen. Man diagnostiziert somit meist Hüftreifungsstörungen mit wesentlich geringeren Schweregraden als noch Jahre zuvor. Somit sind auch die pathoanatomischen Veränderungen in der Gelenkpfanne noch nicht so gravierend, so daß meist eine manuelle Reposition (»Spontanreposition«) ohne Vorbereitungsphase möglich ist. Bei älteren Kindern und bei jenen, bei denen sich die Reposition nicht sofort manuell erzielen läßt, ist jedoch eine Vorbereitungsphase notwendig.

Durch die dynamische sonographische Untersuchung (Streßuntersuchung) unter Zug, leichter Abduktion und Innenrotation, kann im Zweifel leicht abgeschätzt werden, ob eine primäre manuelle Reposition möglich ist oder doch extendiert werden muß.

Bedingt durch die pathoanatomischen Verformungen des hyalin knorpelig präformierten Pfannendaches in Abhängigkeit des sonographischen Typs ist eine formschlüssige Einstellung des Hüftkopfes in der Urpfanne nicht immer möglich. Der je nach Hüfttyp mehr oder weniger nach kaudal gepreßte Anteil des hyalin knorpelig präformierten Pfannendaches (»Neo-Limbus nach ORTOLANI«) kann manchmal das Eintreten des Hüftkopfes in die Tiefe der Urpfanne blockieren. Arthrographisch sieht man daher bei diesen Patienten in der Tiefe der Urpfanne einen verstärkten Kontrastmittelsee (31). Es wäre unserer Meinung nach falsch, den Hüftkopf mit Gewalt in die Tiefe der Pfanne einstellen zu wollen.

Der unnötige Druck auf den Hüftkopf würde lediglich den Hüftkopf selbst, aber auch den nach kaudal gedrückten knorpeligen Pfannendachanteil komprimieren. Aus diesem Grund sind forcierte Repositionsmanöver oder aber auch eine Abduktion über 45–50°, die eine axiale Drucksteigerung mit sich bringen würde, zu vermeiden. Die zentrische Einstellung des Hüftkopfes in die Tiefe der Urpfanne ist in diesen Situationen ein dynamischer Prozeß, bei dem der Hüftkopf den nach kaudal gedrückten hyalin knorpelig präformierten Pfannendachanteil vorsichtig durch Minimalbewegungen wieder remodelliert, ohne die Wachstumszone an der Knorpel-Knochen-Grenze des Azetabulums zu zerstören.

Je länger die Hüftkopfdislokation besteht, desto gravierender werden die Deformierungen der knorpeligen Pfannendachanteile sein und um so schwieriger und länger wird die Rückführung in einen altersentsprechenden Normalzustand dauern. Dem Diagnosezeitpunkt kommt somit eine wesentliche Rolle zu.

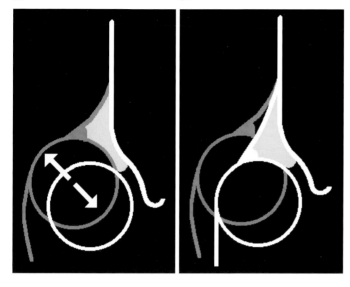

Abb. 63
Die Retentionsphase:
Der Hüftkopf tendiert zur Luxation in die Sekundärmulde. Durch eine Kopftiefeinstellung bei sicherer Fixierung in der Urpfanne kommt es zur Druckentlastung des Pfannendachknorpels, so daß dieser sich wieder entfalten kann

Abb. 64
Ende der Retentionsphase:
Der Hüftkopf steht wieder formschlüssig in der Urpfanne, das knorpelig präformierte Pfannendach hat sich kongruent über den Hüftkopf gelegt, die Gelenkkapsel ist wieder straff geworden:
Das Hüftgelenk ist stabil

Fazit: Von medizinischer Seite sollte das Screening so früh wie möglich durchgeführt werden (35), alles andere ist nur ein medizinisch-politisch-finanziell-organisatorischer Kompromiß.

Die Retentionsphase
(Abb. 63 und 64)

Steht der Hüftkopf sicher in der Urpfanne plaziert oder zumindest zentrisch vor dem Eingang der Urpfanne, gilt es, diese Stellung in der Retentionsphase zu halten. Die pathobiomechanische Situation ist folgende: das hyalin knorpelig präformierte Pfannendach ist deformiert, das Kopfpfannensystem ist inkongruent, in das hyalin knorpelig präformierte Pfannendach hat der Hüftkopf eine Sekundärmulde gepreßt. Die Gelenkkapsel ist ausgeweitet und schlaff. Das inkongruente, deformierte, hyalin knorpelig präformierte Pfannendach und der schlaffe Gelenkkapselsack können den Hüftkopf nicht in der Primärpfanne fixieren. Der Hüftkopf neigt zur Reluxation in die Sekundärmulde. Das Gelenk ist instabil.

Das Behandlungsprinzip muß darin bestehen, den Hüftkopf sicher in der Primärpfanne zu plazieren. Auf keinen Fall darf er reluxieren, da sonst durch die Druck- und Scherkräfte auf das knorpelige Pfannendach die Reorganisation des hyalin knorpelig präformierten Pfannendaches nicht möglich ist. Scherdruckkräfte auf das knorpelige Pfannendach, die in kraniale Richtung wirken, sind daher strikt zu vermeiden (25). Sie würden zur Reluxation mit allen Konsequenzen führen.

Der Hüftkopf muß in der Pfanne in eine pfannendachentlastende Stellung gebracht werden. Dies kann durch die Kopftiefeinstellung in einer Sitzhockposition erreicht werden und bedeutet eine Flexion im Hüftgelenk von mindestens 90°, besser noch 100°. Der Hüftkopf wird in der Pfanne durch eine Abduktion bis 45, maximal 50° stabilisiert. Ein Mehr an Abduktion sollte unbedingt vermieden werden, weil sonst der axiale Druck des Hüftkopfes in die Pfanne steigt und durch diesen die Blutgefäßversorgung im Knorpel durch direkte Druckeinwirkung oder durch die Zerrung der Schenkelhalsgefäße beeinträchtigt werden kann (31).

Neben dieser pfannendachentlastenden Stellung durch Kopftiefeinstellung muß zusätzlich das Reluxieren des Hüftkopfes in die Sekundärmulde strikt vermieden werden. Anderenfalls hat nicht nur das deformierte hyalin knorpelig präformierte Pfannendach keine Chance, sich kongruent über den Hüftkopf zu legen, sondern die ausgeweitete Gelenkkapsel kann nicht schrumpfen und so zur Stabilität des Gelenkes beitragen. Eine stabile Retention mit relativer Ruhe im Kopfpfannensystem ist daher erforderlich. Es ist verständlich, daß gerade in dieser heiklen Retentionsphase ein ständiges Hin- und Hergleiten des Kopfes von der Primär- in die Sekundärmulde weder eine Remodellierung noch den Gelenkkapselschrumpfungsprozeß zuläßt (31).

Die Remodellierung des deformierten hyalin knorpelig präformierten Pfannendaches, aber auch der Schrumpfungsprozeß der Gelenkkapsel bedürfen Zeit. Der Zeitraum für die Retentionsphase beträgt in Abhängigkeit der Deformierung des Pfannendaches und des Alters des Patienten erfahrungsgemäß 2–4 Wochen.

Hüftgelenke, die einer sicheren Retention bedürfen, sind prinzipiell instabile Gelenke. Verwendet man die sonographische Typologie, so sind dies ehemals dezentrierte Gelenke vom Typ D, IIIa, IIIb und Typ IV, die reponiert wurden und nun in die Retentionsphase eintreten, oder von Haus aus instabile Gelenke vom Typ IIc instabil.

Die Behandlung in dieser Phase bedarf einer Retentionsorthese, die die biomechanischen Bedingungen: Sitzhockstellung mit Kopftiefeinstellung und sichere Stabilisierung erfüllt. Wir sind Verfechter einer sicheren Retention und verwenden für diesen Zweck den Sitzhockgips. Der FETTWEIS-Gips wurde etwas modifiziert, so daß die Unterschenkel und die Kniegelenke nicht mitfixiert werden. Dadurch sind, außer dem Hüftgelenk, alle anderen Gelenke frei beweglich. Durch die Polsterung des Gipsverbandes sind auch Minimalbewegungen zur Knorpelernährung im Hüftgelenk möglich.

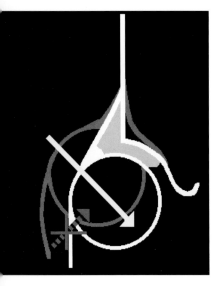

Abb. 65
Die Nachreifungsphase. Das Hüftgelenk ist stabil, der Pfannendachknorpel ist aber noch nicht verknöchert. Es sollte die Sitzhockstellung (Kopftiefeinstellung [großer Pfeil] und konsekutive Pfannendachentlastung) angestrebt werden. Druck auf den Pfannendachknorpel muß verhindert werden. Der Pfannendachknorpel beginnt sich als Zeichen der Nachreifung eckig auszuformen

Selbst Neugeborene werden mit diesem Gips versorgt, wobei die Retentionsphase bei Neugeborenen meist nur 2 Wochen beträgt, bei älteren Kindern aber bis zu 4 Wochen dauern kann. Bei kleinen Kindern mit noch verminderter Spontanmotorik wird der Gips ambulant ohne Narkose, bei älteren in Kurznarkose, ebenfalls ambulant oder in einer Tagesklinik, wenn nicht zuvor eine stationäre Overheadextension notwendig war, angelegt.

Leider hat der Gips völlig zu Unrecht ein schlechtes Image:

Nicht der Gips selbst schädigt, wie in historischen Behandlungszeiten, das Hüftgelenk, sondern die falsche (LORENZ-) Stellung (31)! 90°-Abduktion ist immer eine Gefahr für das Gelenk, unabhängig vom gewählten Fixationsbehelf. Der Gipsverband hat aber den unschätzbaren Vorteil, daß er von den Eltern nicht wie ein verstell-, oder abnehmbarer Behelf manipuliert werden kann!

Von diesem Schema ist unserer Meinung nach nur eine einzige A u s n a h m e akzeptabel:

Bei instabilen Typ IIc-Gelenken innerhalb der 1. Lebenswoche verwenden wir eine straff sitzende Spreizhose vom Typ MITTELMEIER-GRAF (Abb. 66) mit parallel eingestellten Zügelchen in Sitzhockstellung. Durch die geringe Eigenmotorik des Kindes in diesem Alter erscheint eine straff sitzende Spreizhose zur sicheren Retention ausreichend. Kontrolliert wird bereits nach 4 Wochen. Sollte sich dann das Hüftgelenk nicht stabilisiert und zumindest in einen Typ IIc stabil übergegangen sein, erfolgt die sofortige Fixierung im Sitzhockgips noch vor der kritischen Zeitgrenze des Beginns der 6. Lebenswoche. Hat sich das Gelenk stabilisiert und ist mindestens in einen Typ IIc stabil übergegangen, kann die Spreizhosentherapie nach dem Schema weitergeführt werden.

Nach abgeschlossener Retentionsphase tritt das Gelenk in die Nachreifungsphase ein. Vom pathoanatomischen Standpunkt ist der Hüftkopf zwar tief in der Pfanne eingestellt, das hyalin knorpelige Pfannendach hat sich »entfaltet«, seine ursprüngliche Form wieder erlangt und liegt kongruent über dem Hüftkopf. Die Gelenkkapsel ist straff, das Hüftgelenk stabil, das Pfannendach aber noch nicht ausreichend ossifiziert. Druck- und Scherkräfte auf das knorpelige Pfannendach in kraniale Richtung würden eine neuerliche Deformierung des Pfannendaches und somit eine Reluxation provozieren.

Die Nachreifungsphase (Abb. 65)

Vom biomechanischen Standpunkt ist daher eine Druckauswirkung auf das knorpelige Pfannendach in kraniale Richtung strikt zu vermeiden, da sonst die Ossifizierung im Bereich der Knorpel-Knochen-Grenze des hyalin knorpelig präformierten Pfannendaches und konsekutiv das Wachs-

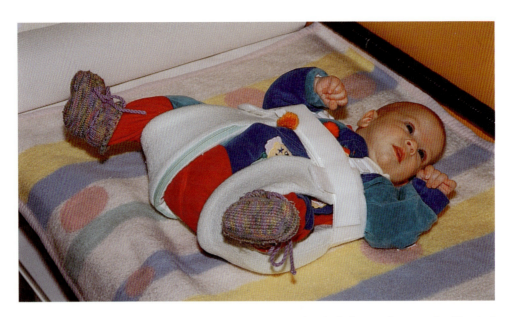

Abb. 66
MITTELMEIER-GRAF-Spreizhose mit Zügelparallelstellung als Nachreifungsbehelf

tum der Pfanne negativ beeinflußt werden würde. Es sind daher weitere pfannendachentlastende Maßnahmen zu setzen, wobei Strampelbewegungen in einem bestimmten Umfang, soweit sie nicht Druck- und Scherkräfte auf das Pfannendach ausüben, zugelassen werden können. Es gilt daher weiterhin das Sitzhockprinzip bei wieder zugelassener Beweglichkeit der Beinchen.

Das Kind muß in einer »Nachreifungsorthese« behandelt werden, bis ein altersentsprechendes Hüftgelenk erzielt ist. Der Nachreifung bedürfen Hüftgelenke, die stabil, aber noch nicht völlig ausgereift, das heißt, noch nicht sonographisch Typ I sind. Es sind dies Hüftgelenke vom Typ IIc stabil, IIb und IIa–.

Typische Nachreifungsbehelfe, die eine Flexion bei mittelgradiger Abduktion und gleichzeitigen Strampelbewegungen ermöglichen, sind zahlreich, wobei sämtliche Spreizhosen und Splints im wesentlichen diesen Bedürfnissen entsprechen. Da durch die sonographische Frühdiagnostik die Kinder meist innerhalb der ersten 4 Lebenswochen behandelt werden, hat sich die MITTELMEIER-GRAF-Spreizhose mit verschiedenen Graden der Fixiermöglichkeiten und auch aus Compliancegründen bestens bewährt (Abb. 66).

Eine Zusammenfassung der Typen und Therapiemittel bietet Tab. 2.

Therapieversager Daß es trotz aller Bemühungen doch zu schlechten Behandlungsergebnissen kommen kann, hat seine Ursache, wie Fehleranalysen gezeigt haben, im wesentlichen in 3 Problemkreisen:

Auch wenn die Reifungskurve an Präzision zu wünschen übrig läßt, ist die Tendenz doch eindeutig: Das Hüftgelenk reift in den ersten 4–6 Wochen sehr gut, wobei die Wachstumspotenz am Ende des 3. Monats einen deutlichen plateauartigen Verlauf nimmt. Dies bedeutet aber, daß, je später die Diagnose gestellt wird, die verbleibende optimale Wachstumspotenz bis Ende des 3. Monats immer kürzer wird. Je früher der Zeitpunkt der Diagnose, desto früher kann die Therapie einsetzen und desto mehr Zeit steht dem Hüftgelenk zur Korrektur pathologischer Veränderungen zur Verfügung.

Zu späte Diagnose mit konsekutiv verspätetem Therapiebeginn

Nach bisherigen Erkenntnissen dürfte der kritische Zeitpunkt um die 4., spätestens zu Beginn der 6. Lebenswoche liegen. Dies würde allerdings bedeuten, daß Diagnose und wenn notwendig Therapiebeginn so früh wie möglich, spätestens aber zu diesem Zeitpunkt stattgefunden haben müssen, da später die übriggebliebene Zeit in Kombination mit der abflachenden Wachstumspotenz nicht mehr aus-

Tab. 2
Zusammenfassung der Behandlungsschritte und möglicher Therapiemittel

Phase	Hüfttyp	Behandlung (eigene Methode)	Alternative	Bemerkungen
Vorbereitungsphase	III und IV	Overheadextension Krankengymnastik evtl. Adduktorentenotomie		Notwendig bei Bewegungseinschränkung oder Adduktorenverkürzung
Repositionsphase	D, III und IV	Manuelle Reposition	Repositionsorthese (PAVLIK, HANAUSEK usw.)	Differentialdiagnostik, ob Vorbereitung oder sofortige Reposition durch Streßtest!
Retentionsphase	Instabile IIc (außer Neugeborene), reponierte D, III und IV	Modifizierter FETTWEIS-Gips in Sitzhockposition; bei Neugeborenen 2, sonst 4 Wochen	Retentionsorthesen (PAVLIK, FETTWEIS-Orthese, Gipslade, Düsseldorfer Schiene usw.)	Compliance der Eltern?
Nachreifungsphase	IIa–, IIb und instabile IIc	MITTELMEIER-GRAF-Beugespreizhose (Größe I–III)	Nachreifungsorthese (Schienen, Spreizhosen, PAVLIK, BERNAU usw.)	Compliance der Eltern? Sonographische Kontrollen bis Typ I
Sonderstellung	Instabile IIc bei Neugeborenen	Behandlungsversuch mit MITTELMEIER-GRAF-Beugespreizhose für 4 Wochen	1. Verbesserung nach 4 Wochen → MITTELMEIER-GRAF-Beugespreizhose weiter 2. Reifungsstillstand oder Verschlechterung → modifizierter FETTWEIS-Gips (siehe Retentionsphase)	

reicht, um befriedigende Therapieergebnisse zu erzielen (25).

Motto: Don't waste time.

Nicht stadiengerechte Wahl des Therapiebehelfs

Ein wesentliches Problem besteht darin, daß ein Therapiemittel gewählt wurde, das in der jeweiligen pathoanatomischen Situation, das heißt dem jeweiligen sonographischen Typ entsprechend, von seinem mechanischen Wirkprinzip einfach nicht funktionieren kann. So ist eine Spreizhose ein typischer Nachreifungsbehelf, der aufgrund seiner biomechanischen Konzeption eine Reposition weder ermöglichen noch ein Repositionsergebnis halten kann. Eine Spreizhose wird daher höchstwahrscheinlich bei dezentrierten Gelenken zu Therapieversagern führen.

Die fallweise vorgebrachte Argumentation, daß in bestimmten Situationen ein Typ III-Gelenk sehr wohl mit einer Spreizhose zu einem guten Ergebnis gebracht worden sei, müßte mit der Frage der Risikofreudigkeit des Behandlers beantwortet werden. Wie beschrieben, ist die Zeitlinie zu kurz, um ein »Herumprobieren« zu gestatten, das heißt bei anfänglichen Therapieversagern auf ein anderes, biomechanisch sicher wirksames Therapiemittel umzusteigen. Der durch das Herumprobieren aufgetretene Zeitverlust wird sich im Endergebnis bitter rächen.

Mangelnde Elterncompliance

Zweifellos ist ein therapiebedürftiges Hüftgelenk für die Eltern des Kindes eine nicht zu unterschätzende Belastung, so daß nicht nur unsere aufgeklärte Zeit zur kritischen Einstellung dem Behandler gegenüber und nicht selten zum »doctor-shopping« führt. Nicht immer ist das den Eltern am komfortabelsten scheinende Therapiemittel das für das Hüftgelenk am besten wirksamste!

Unserer Erfahrung nach ist es daher wichtig, die Eltern in das Behandlungsregime einzubeziehen, wobei die Retentionsphase sicherlich die biomechanisch heikelste ist:

Jedes Therapiemittel, das die sichere Retention in Frage stellt, das heißt von den Eltern abgenommen, verstellt oder in irgend einer anderen Weise manipuliert werden kann, ist in unseren Augen ein hohes Risiko. Dies ist der Grund, warum wir wieder zur sicheren Fixierung im Gipsverband, allerdings nicht im althergebrachten LORENZ-, sondern in der modernen Sitzhockstellung nach FETTWEIS zurückgekehrt sind. Werden abnehmbare Therapiemittel wie die PAVLIK-Bandage verwendet, so muß gewährleistet sein, daß der Behandler sie nicht nur an die Größe des Kindes anpaßt, sondern auch der Behandlungsphase entsprechend einstellt und sicherstellt, daß die Angehörigen nicht etwa aus falsch verstandenem Mitleid die Orthese abnehmen und womöglich in falscher Position wieder anlegen.

HARCKE (20, 21) begann 1984 zunächst mit Hilfe eines Sektorschallkopfes, die Säuglingshüfte unter Gelenkbewegung in mehreren Ebenen darzustellen. Prinzipiell liegt das Neugeborene in Rückenlage, und der Schallkopf kann entweder von einem seitlichen Zugang, in der Region über dem großen Trochanter, oder von medial auf das Hüftgelenk gerichtet werden.

HARCKE beschränkt sich auf den lateralen Zugang und beschreibt 2 Grundschnittebenen als die zuverlässigsten für die Identifikation der anatomischen Strukturen: Die eine ist der Transversalneutralschnitt bei Neutralstellung im Hüftgelenk, die andere ist der Koronarflexionsschnitt (Longitudinalschnitt), der die Hüfte in Beugung und unter Durchführung der klinischen Untersuchungsmanöver darstellt. Die nicht konzentrische Lage des Femurkopfes zur Y-Fuge des Azetabulums im Transversalneutralschnitt ist ein Indikator für die Dezentrierung der Hüfte.

Zur Darstellung im Koronarflexionsschnitt wird der Schallkopf um 90° gedreht, die Hüften werden in 90° gebeugt. Die Darstellung in dieser Ebene soll ebenso die Beurteilung der Stabilität des Gelenkes während des BARLOW-Testes ermöglichen. Prinzipiell ist diese Schnittebene ähnlich der Standardebene, auch wenn auf die Darstellung der 3 Landmarks kein Wert gelegt wird.

Zur metrischen Evaluierung der Gelenkverhältnisse führte HARCKE die Bemessung der prozentualen Femurkopfüberdachung (Femoral Head Coverage) ein. Mit Hilfe zweier Parallelen zur Senkrechten

Andere sonographische Untersuchungstechniken

Methode nach HARCKE

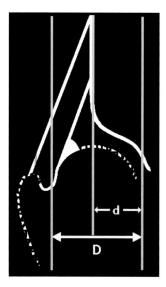

Abb. 67
Methode nach HARCKE.
Femoral Head Coverage.
Index: d : D × 100.
Die laterale Linie geht durch den lateralen Anteil des Femurkopfes

entlang dem Os ilium, welche der Grundlinie ähnlich sind, werden 2 Strecken gemessen. Die Distanz d wird zwischen der Parallele durch die Fossa acetabuli und der Grundlinie gemessen (Abb. 67), sowie die Distanz D zwischen der Grundlinie und ihrer Parallele durch den lateralen Anteil des Femurkopfes beschrieben. Bei einem Kind mit gesunden ausgereiften Hüften ist die Überdachung größer als 50%. Kleiner als 40% ist sie bei dysplastischen bzw. subluxierten Hüften. Zwischen 40 und 50% liegen die noch unausgereiften und die sich potentiell verschlechternden Hüften.

Modifizierte HARCKE-Methode nach TERJESEN

Der norwegische Orthopäde TERJESEN (30) eliminierte die Ungenauigkeiten der HARCKE-Methode, indem er einen Linearschallkopf (5 MHz) benützt und anstelle des oft nicht genügend genau zu markierenden seitlichen Anteils des Femurkopfes die laterale Kapsel für die Bemessung der Strecke D, die er b nennt, vorschlägt.

TERJESEN bezeichnet außerdem die Überdachung des Hüftkopfes als »Bony Rim Percentage« (BRP). Der Säugling liegt stabil in Rückenlage in einer unrotierten Hüftgelenkstellung. Das Gelenk wird wie bei HARCKE ebenfalls in einem Transversal- und in einem Longitudinalschnitt dargestellt. Der Transversalschnitt wird in 90°-Flexion der Hüfte genommen. Der Longitudinalschnitt durch die Frontalebene ist ähnlich der Standardebene. Auf eine punktgenaue Zuordnung der Schallebene wird ebenfalls verzichtet.

Die durchschnittliche Überdachung in der 1. Lebenswoche männlicher Hüftgelenke ist 54,8%, die untere Grenze der Normbefunde (Mittelwert 2 SD) beträgt 47%, hingegen liegt die durchschnittliche Überdachung weiblicher Gelenke etwas niedriger: bei 53,5% mit einer unteren Norm von 44%. TERJESEN gibt als Ausschlußgrenze für pathologische Entwicklungen eine Überdachung von <58% an. Es wird erwähnt, daß sich für diese Technik der Ultraschalluntersuchung der Neugeborenenhüfte keine signifikanten Unterschiede in der Interpretation unter Untersuchern mit unterschiedlichen Ausbildungsständen gezeigt hätten.

TERJESEN folgert daraus eine bessere Reproduzierbarkeit für diese Methode als für die Methode nach GRAF. Allerdings wird in den Kommentaren übersehen, daß bei alleiniger Klassifizierung in »normal« und »pathologisch« die Reproduzierbarkeit natürlich besser ist als bei einem System mit altersbezogener Typenvielfalt.

Die Methode nach SUZUKI

SUZUKI (29) versuchte mit seiner 1987 publizierten Methode, die Dislokation des Hüftkopfes aus der Pfanne ebenfalls prozentual zu erfassen. In Rückenlage und 35° adduzierten Hüften wird mit Hilfe eines Linearscans ein axialer Schallschnitt durch den Hüftkopfkern plaziert.

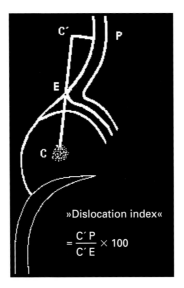

Abb. 68
Methode nach Suzuki.
Berechnung des
Dislokationsindex

Berechnung der Überdachung: Vom Hüftkopfkern wird eine Tangente an den knöchernen Erker gelegt und die Strecke Hüftkopfkern – knöcherner Erker nach proximal aufgetragen. Auf diese Linie zeichnet man eine Senkrechte zum Darmbein ein. Das Verhältnis der Distanzen zwischen nach proximal verlängerter Linie und Os ilium zur Distanz des Schnittpunktes der beiden proximalen Linien zum knöchernen Erker × 100 ergibt den Dislokationsindex (Abb. 68).

Suzuki gibt einen Normalwert von 41 ± 9 im 1. Monat an. Dieser steigt stetig bis Ende des 5. Lebensmonats auf 55 ± 7. Dislozierte Hüften besitzen eine längere CE-Strecke, daher ist der Index kleiner als null. Bei schweren Erkrankungen mit Interposition des »Limbus« ist er gar nicht zu bemessen. Subluxierte Hüften besitzen einen deutlich zurückgebliebenen »Dislokationsindex« gegenüber der normalen Hüftentwicklung. Alleinige Hüftdysplasien zeigen ebenfalls einen signifikant niedrigen Index.

Die Methoden nach Harcke, Terjesen und Suzuki beschränken sich auf die Stellungsänderungen des Hüftkopfes in bezug auf die Pfanne. Suzuki behilft sich dabei des Epiphysenkerns, dessen im Sonogramm sichtbarer Anteil jedoch nicht notwendigerweise auch den Mittelpunkt des Hüftkopfes darstellt. Die Dislokationsstrecke des Hüftkopfes aus der Pfanne gilt bei diesen Methoden als Maß der Luxation. Der wesentliche Nachteil dieser Methoden besteht darin, daß die pathologische Feindifferenzierung der Deformierung des Pfannendaches unberücksichtigt bleibt.

Kritische Nachlese und Ausblicke

Methoden nach Harcke, Terjesen, Suzuki

Alle zitierten Techniken beschränken sich auf die Frage
»Luxation – ja oder nein?« Eine Reifungsbestimmung erfolgt nicht. So kommt es natürlich vor, daß grenzwertige
Gelenke (z. B. Typ IIc-Gelenke), weil »nicht luxiert«, auch
als gesund eingestuft werden; später aus diesem Typ sich
entwickelnde Luxationen aber nicht der mangelhaften
Typisierung, sondern der »Unsicherheit der Ultraschallmethode« angelastet werden (28).

Weitere Schwächen aller 3 Methoden sind, daß weder das
Knorpeldach meßtechnisch in irgend einer Weise mit einbezogen wird, noch die differenten knöchernen Überdachungsverhältnisse im vorderen, mittleren und hinteren
Pfannensektor berücksichtigt werden. Die Sonographie
wird daher weit unter ihrem Wert geschlagen und auf ein
schlechtes »Röntgenbild« reduziert.

Eigene Methode Auch die von uns in den letzten 20 Jahren schrittweise entwickelte Methode muß sich der Kritik stellen (34, 35). Vor
allem in angloamerikanischen Ländern wird sie wegen
ihrer Typenvielfalt und vordergründigen Kompliziertheit
teils kritisiert (5–7), teils positiv beurteilt (8, 9). Will man
nur zwischen luxiert und nicht luxiert unterscheiden (7), so
erinnert dies an das Jahr 1981, in dem es als Fortschritt
galt, ohne Röntgenbild mit einer bildgebenden Technik
nach der Geburt ein luxiertes Gelenk erkennen zu können.
Die Typenvielfalt ist lediglich Ausdruck des Wunsches,
nicht nur normal altersentsprechende Hüftgelenke, von denen eine weitere normale Entwicklung erwartet werden
kann, vom pathologischen abzutrennen, sondern auch
durch verbesserte Diagnostik eine verbesserte Therapie mit
optimalem Ergebnis zu erzielen (4, 17).

Daß das Röntgenbild weitgehend vermieden werden kann,
die Methode gleich nach der Geburt einsetzbar und verhältnismäßig gut reproduzierbar ist, hat sicherlich zur raschen
Verbreitung durch Wegfallen der Sprachbarriere in den
deutschsprachigen Ländern geführt. Diese Vorteile dürfen
nicht darüber hinwegtäuschen, daß wir uns heute eben
nicht mehr mit der Diagnose **luxiert** und **nicht
luxiert**, eventuell noch **ein bißchen luxiert** (= subluxiert) (1) zufrieden geben, sondern auch den Graubereich
des dysplastischen Gelenkes (Typ II-Bereich) möglichst
aufgliedern wollen:

Bei welchen Hüftgelenken in Abhängigkeit ihres Alters ist
eine spontane normale Entwicklung zu erwarten, und welche werden sich ohne Therapie nicht weiter entwickeln oder
sich gar verschlechtern? Es gilt, diese Graubereiche möglichst scharf zu trennen.

Diesem Bemühen sind methodische Grenzen gesetzt, die
von der Ultraschalltechnologie, wie Geräteauflösungsver-

mögen etc., der Präzision der Meßtechnik und der Ausführung der Hüftsonographie durch den Untersucher abhängen. Das Auflösungsvermögen der Ultraschallgeräte hat sich in den letzten Jahren deutlich verbessert; es wäre zu wünschen, daß die Meßtechnik dem angeglichen wird (18).

Weniger wichtig erscheinen Terminologiefragen, ob nun das Typ I-Gelenk als »normal« oder als »ausgereift« zu bezeichnen ist, oder welchen Stellenwert die Deskription heute noch hat (35). Kritisch ist zu fragen, ob die Unterteilung in Typ IIIa und Typ IIIb heute noch angebracht ist.

Gesichert ist, daß mikroskopisch nachweisbare histologische Veränderungen im Pfannendachknorpel nachweisbar sind. Sicher ist auch, daß die Typ IIIb-Hüftgelenke weniger werden. Werden sie nun weniger, weil durch das Screening ein Abgleiten in ein Typ IIIb-Gelenk rechtzeitig verhindert werden kann, oder weil durch die verbesserte Geräteauflösung manche früher diagnostrizierte »Strukturstörung« sich als Artefakt oder als Fehlinterpretation der Rektussehne entpuppte?

Diese und andere methodische Schwächen können und dürfen nicht für Fehlleistungen des Untersuchers verantwortlich gemacht werden. So wurde in einer Rundfrage, von jenen Autoren, die publiziert hatten, daß selbst ein Typ I-Gelenk ein Typ IV-Gelenk werden könne (27, 28), versucht, diese Fälle zu analysieren. Es wurde kein einziges Sonogramm vorgelegt, das die Autoren im nachhinein bei kritischer Beurteilung nicht selbst in eine der auf Seite 51 genannten Kategorien einordneten.

Auch die von manchen Autoren (4, 13, 35) beschriebene Diskrepanz zwischen Sonogramm und Röntgen ist durchaus diskussionswürdig. Nicht nur das Sonogramm, sondern noch viel mehr das Röntgenbild muß sich der Kritik stellen, welche Werte in welchem Alter normal sind. Bedenkt man die Probleme bei der Beurteilung des Röntgenbildes, die durch Dreh- und Kippfehler auftreten, und wie schwierig es ist, mit einem Röntgenbild vor dem 3. Lebensmonat die weitere Entwicklung abzuschätzen, so kann das Röntgenbild nur schwer als Präzisionsstandard herangezogen werden (26). Wie sonst wäre es zu erklären, daß im 1. Jahr nach Einführung des sonographischen Screenings in Österreich die Behandlungsrate im Vergleich zur vorsonographischen, radiologischen Ära um 50% gesunken ist (19)?

Man könnte den Schluß ziehen, daß die Hüftsonographie eindeutig eine Überbehandlung verhindert und das Röntgenbild in bezug auf seine Aussagekraft erhebliche Unsicherheitsfaktoren aufweist. Daß aufgrund von physikalischen Gesetzen ein Sonogramm mit dem Röntgenbild am selben Tag nicht verglichen werden kann (15, 16), sollte in Ausbildungskursen gelehrt werden und würde ebenfalls zur Vermeidung erheblicher Mißverständnisse beitragen (35).

Erst etwa ab dem Jahr 1993 wird zunehmend Wert auf die Einhaltung der Standardebene mit ihren 3 Landmarks gelegt. Wir gehen mit WEITZEL (35) durchaus konform, wenn er auf die in der älteren Literatur extrem unterschiedliche Rate vor allem der Hüftgelenke vom Typ IIa– hinweist. Wird die Qualität der Hüftsonographie an der Behandlungsrate gemessen, so ist bei einer Qualitätskontrolle die kritische Frage sicher legitim, warum manchmal sogar Typ I-Gelenke in einem Ausmaß von 1,2–4,3%, je nach Berechnungsart, behandelt wurden, wie WEITZEL (35) in einer kritischen Hüftsonographiestudie berichten konnte.

Die Liste der Schwachstellen der Hüftsonographie, sowohl methodisch als auch organisatorisch, ließe sich fortsetzen. Methodischerseits sind Bemühungen im Gange, durch verbesserte Geräte einen höheren Präzisionsstandard zu erreichen. Hier sind unseres Erachtens in der nächsten Zeit keine spektakulären Fortschritte zu erwarten.

Eine Verbesserung des derzeitigen Hüftsonographiestandards ist aber sicher noch über den Umweg der Qualitätskontrolle möglich. Unter Zuhilfenahme der verbesserten Technologien mit konsekutiv verbesserten Sonogrammen und präziserer Auswertung ist es vielleicht doch möglich, noch bessere Statistiken als bisher zu erhalten. Vielleicht ist es dann durch erhöhten Präzisionsstandard möglich, die Unsicherheits- und somit die Kontrollraten zu senken.

Da, wie das österreichische Screeningbeispiel zeigt, die Hüftsonographie schon jetzt im Kosten-Nutzen-Vergleich eine Kostenersparnis im Gesundheitssystem gebracht hat (19, 24), wird, angesichts der sinkenden Ressourcen, der ökonomische Aspekt in Zukunft noch an Bedeutung gewinnen (22).

Ausblicke Hüftreifungsstörungen scheinen sich nach bisherigem Wissensstand nicht erst ab Geburt zu entwickeln, sondern entstehen bereits intrauterin. Sieht man von der echten Fehlanlage des Hüftgelenkes, wie es bei verschiedenen Syndromen vorkommt (teratologische Luxation) ab, unterliegt das Hüftgelenk bereits intrauterin mechanischen Faktoren (Druck- und Scherkräfte auf das Pfannendach), welche einerseits die Hüftreifung ermöglichen, oder aber, andererseits, nicht nur zum Stillstand der Pfannendachreifung, sondern sogar zur Deformierung und konsekutiver Luxation des Hüftkopfes führen können. Es dürfte sich daher bei Hüftreifungsstörungen bereits intrauterin um ein biomechanisches Problem handeln, wobei die bekannte genetische Disposition nicht direkt auf das Hüftgelenk, sondern möglicherweise auf Raumbeengungen und Zwangshaltungen oder Uterusgröße und -form Einfluß hat.

Intrauterine Hüftsonographien sind heute bereits in Ansätzen möglich (17). Wesentliche Verbesserungen sind vielleicht durch ein dreidimensionales Sonographieverfahren möglich (2, 16).

Derzeit gelingt es, durch ein »Pseudo-3D-Verfahren« eine verbesserte Präzision der Schnittbilder zu erreichen. Eine »echte« 3D-Darstellung im Sinne einer dreidimensionalen »gläsernen« Hüfte ist derzeit aufgrund enormer technisch-physikalischer Probleme nur ansatzweise möglich.

Literatur

1. BERMAN, L. u. L. KLENERMAN: Ultrasound screening for hip abnormalities; preliminary findings in 1001 neonates. Br. med. J. **293**, 719–722 (1986).
2. BÖHM, K. u. F. U. NIETHART: 3-D-ultrasound imaging of infant hip dysplasia. In: DIAZ, M. (Hrsg.): Ciencia pediatrika, S. 54–55. Alpe Editores, Madrid 1993.
3. BONE, R. A. u. G. U. EXNER: Frühdiagnose der Hüftdysplasie – Argumente für ein generelles sonographisches Screening in der Schweiz. Schweiz. Rdsch. Med. (Praxis) **81**, 519–523 (1992).
4. CASSER, H. R.: Sonographiegesteuerte Behandlung der dysplastischen Säuglingshüfte. Bücherei des Orthopäden, Band 59. Enke, Stuttgart 1992.
5. CASTELEIN, R. M. u. A. J. M. SAUTER: Ultrasound screening for congenital dysplasia of the hip in newborns; its value. J. Pediat. Orthop. **8**, 666–670 (1988).
6. CASTELEIN, R. M. u. Mitarb.: Natural history of ultrasound hip abnormalities in clinically normal newborns. J. Pediat. Orthop. **12**, 423–427 (1992).
7. CATERALL, A.: The early diagnosis of congenital dislocation of the hip. J. Bone Jt Surg. (Br), **76-B,** 515–516 (1994).
8. CHENG, J. C. Y. u. Mitarb.: Ultrasonic Hip Morphometry in Infants. J. Pediat. Orthop. **14**, 24–28 (1994).
9. DONALDSON, J. S.: The Use of Sonography in Screening for Developmental Dysplasia of the Hip. Am. J. Roentg. **162**, 399–400 (1994).
10. DORN, U.: Hüftscreening bei Neugeborenen – Klinische und sonographische Ergebnisse. Wien. klin. Wschr. **181**, 3–22 (1990).
11. ENGELN, H.: Die Evolution der Liebe. Geo, Heft 1, 16–42 (1997).
12. FISCHER, E. P.: Die Welt im Kopf. Faude, Konstanz 1985.
13. GANGER, R. u. Mitarb.: Ultraschall-Screening der Neugeborenen-Hüfte: Ergebnisse und Erfahrungen. Ultraschall Med. **12**, 25–30 (1991).
14. GRAF, R.: Sonographie der Säuglingshüfte. Ein Kompendium. 4. Aufl. Enke, Stuttgart 1993.
15. GRAF, R.: Kursus der Hüftsonographie beim Säugling. G. Fischer, Stuttgart-Jena-New York 1995.
16. GRAF, R. u. K. LERCHER: Erfahrungen mit einem 3D-Sonographiesystem am Säuglingshüftgelenk. Ultraschall Med. **17**, 218–161 (1996).

17. GRAF, R.: Von der sonographischen Frühestdiagnostik zur sonographiegesteuerten Therapie. In: TSCHAUNER, Ch.: Die Hüfte, S. 57–78. Enke, Stuttgart 1997.
18. GRAF, R.: Hüftsonographie – Fortbildung. päd. **4,** 238–247 (1997).
19. GRILL, F. u. D. MÜLLER: Die Diagnostik der Hüftgelenksdysplasie in Österreich – eine Effizienzbetrachtung des Ultraschallscreenings der Neugeborenenhüfte. Dissertation med. Fakultät A. L. Universität Freiburg im Breisgau 1995.
20. HARCKE, H. T.: Screening newborns for developmental dysplasia of the hip: the role of Sonography. Am. J. Roentg. **162,** 399–400 (1994).
21. HARCKE, H. T. u. Mitarb.: Examination of the infant hip with real-time Ultrasonography. J. Ultrasound Med. **3,** 131–137 (1984).
22. JOLLER, R. u. B. WAESPE: Sonographie der Säuglingshüfte – erste Ergebnisse eines Screening-Programms im Kanton Uri. In: SCHILT, M. (Hrsg.): Angeborene Hüftdysplasie und -luxation vom Neugeborenen zum Erwachsenen, S. 163–169. SGUMB-SVUPP-Eigenverlag, Zürich 1993.
23. KATTHAGEN, B. D., H. MITTELMEIER u. D. BECKER: Häufigkeit und stationärer Behandlungsbeginn kindlicher Hüftgelenksluxationen in der Bundesrepublik Deutschland. Z. Orthop. **126,** 475–483 (1988).
24. KLAPSCH, W., Ch. TSCHAUNER u. R. GRAF: Kostendämpfung durch die generelle sonographische Vorsorgeuntersuchung. Mschr. Kinderheilk. **139,** 141–143 (1991).
25. MATTHIESSEN, H. D.: Hüftreifungsstörungen (DDH). In: TSCHAUNER, Ch.: Die Hüfte, S. 45–56. Enke, Stuttgart 1997.
26. MELZER, C.: Röntgenbild – Sonographie – Anatomie (ein Vergleich). In: SCHILT, M. (Hrsg.): Angeborene Hüftdysplasie und -luxation vom Neugeborenen zum Erwachsenen, S. 69–77. SGUMB-SVUPP-Eigenverlag, Zürich 1993.
27. PAUER, M., K. ROSSAK u. J. MEILCHEN: Hüftscreening bei Neugeborenen. Z. Orthop. **126,** 260–265 (1988).
28. ROSENDAHL, K., T. MARKESTAD u. R. T. LIE: Congenital dislocation of the hip: a prospektive study comparing ultrasound and clinical examination. Acta paediat. **81,** 177–181 (1992).
29. SUZUKI, S. u. Mitarb.: Diagnosis by Ultrasound of Congenital Dislocation of the Hip Joint. Clin. Orthop. **217,** 172–178 (1987).
30. TERJESEN, T.: Femoral head coverage evaluated by ultrasonography in infants and children. Mapfre Medicina Vol. **3,** 41, (1992).
31. TÖNNIS, D.: Die angeborene Hüftdysplasie und Hüftluxation im Kindes- und Erwachsenenalter. Springer, Berlin-Heidelberg-New York-Tokyo 1984.
32. TSCHAUNER, Ch., W. KLAPSCH u. R. GRAF: Das sonographische Neugeborenenscreening des Hüftgelenkes – Luxus oder Notwendigkeit? Mschr. Kinderheilk. **138,** 429–433 (1990).
33. TSCHAUNER, Ch. u. Mitarb.: »Reifungskurve« des sonographischen Alpha-Winkels nach Graf unbehandelter Hüftgelenke im ersten Lebensjahr. Z. Orthop. **132,** 502–504 (1994).
34. WEITZEL, D., R. SCHEIDER u. B. OBERMAN: Sonographische Befunde in einem flächendeckenden neonatalen Hüftscreening. Ist die Graf-Typeneinteilung der Hüftsonogramme korrekturbedürftig? Mschr. Kinderheilk., **142,** 425–431 (1994).
35. WEITZEL, D.: Hüftsonographie kritisch betrachtet. päd. **4,** 252–262 (1997).

Sachverzeichnis

Abtasttechnik, Durchführung   26
–, Kippfehler   32
–, Lagerungsschale   33
–, Schallkopfführungsapparatur   33
–, Streßtest   31
–, Vorbereitung   24
Anatomie, Darstellung, sonographische   9

Behandlungsphasen, Nachreifung   57
–, Reposition   53
–, Retention   55
–, Vorbereitung   53
–, Zusammenfassung   59
Bildorientierung   17
Bildprojektion   11
Bindegewebe, lockeres   17
Brauchbarkeitsprüfung   20

Dokumentation   21

Elterncompliance   60
Erker, knöcherne, Topographie   20
Erkerartefakt, Knochendachlinie   39
Erkerpunkt, oberster, Grundlinie   40

Fettgewebe, lockeres   17
Fossa acetabuli   17

Gelenkkapsel, Umschlagfalte   15
Geräteeinstellung   21
Gewebe, Darstellung, sonographische   9
Grundlinie   40
Grundlinienhilfslinie   42

HARCKE-Methode   61
–, nach TERJESEN   62
Hüftkopf   12
–, Federung, elastische   13
–, Gefäßsinusoide   13
–, Instabilität, pathologische   13
Hüftkopfkern, Halbmondphänomen   15
Hüftreifungsstörungen, Diagnostik   9
–, Therapie   52

Hüfttypen 43
–, Beschreibung, deskriptive 44
–, Typ D 48
–, Typ I 46
–, Typ II 46
–, Typ III 49
–, Typ IV 50
–, Verschlechterung von Befunden 51

Instabilität, Definition 50
–, Hüftkopf 13

Kippfehler 32
Knochendachlinie 39
Knochendachwinkel α 42
Knorpeldachlinie 42
Knorpeldachwinkel β 43
Knorpel-Knochen-Grenze, Schenkelhals 12

Labrum acetabulare 13
–, Topographie 15
Lagerungsschale 33
Landmarks, Brauchbarkeitsprüfung 20
Ligamentum capitis femoris 17
Ligamentum transversum acetabuli 17

Meßtechnik 38
–, Grundlinie 40
–, Knochendachlinie 39
–, Knorpeldachlinie 42
–, Winkeldefinition 42
MITTELMEIER-GRAF-Spreizhose 57
Morphologie, Typisierung 43

Nachreifungsorthese, MITTELMEIER-GRAF-Spreizhose 58

Orthesen, Nachreifung 58
–, Reposition 53
–, Retention 56
Os ilium, Unterrand 17

PAVLIK-Bandage 60
Perichondrium, Pfannendach 16
Pfannendach, Nachverknöcherung 50
–, Perichondrium 16
–, Strukturstörung 50
Pfannendachlinie 39

Reifungskurve, Hüfttypen 43
Reposition, Therapieversager 60
Repositionsorthese 53
Repositionsphase 53

Retentionsorthesen, MITTELMEIER-GRAF-Spreizhose   57
–, PAVLIK-Bandage   60
–, Sitzhockgips   56
Retentionsphase   55

Schallkopf, Kippfehler   32
Schallkopfführungsapparatur   33
Schenkelhals, Knorpel-Knochen-Grenze   12
Schnittebenen, Schnitt, dorsaler   22
–, –, ventraler   22
–, Standardschnitt   22
Sitzhockgips   56
Sonoanatomie   9
Sonometer, Hüfttypen   43
Spreizhose   57
Streßtest   31
–, Reposition   54
SUZUKI-Methode   62

TERJESEN-Untersuchungstechnik   62
Therapie, Behandlungsphasen   53
–, Grundprinzip   52
Therapiebeginn   59
Therapieversager   58
Therapieziel   52
Typisierung, Hüfttypen   46
–, Morphologie   43
–, Reifungskurve   43
–, Sonometer   43
–, Verschlechterung von Befunden   51

Umschlagfalte, Gelenkkapsel   15
Untersuchungstechnik, Abtasttechnik   24
–, Geräteeinstellung   21
–, HARCKE-Methode   61
–, –, nach TERJESEN   62
–, Kritik   63
–, Schnittebenen   21
–, SUZUKI-Methode   62

Verkippungseffekte   33

Winkeldefinition, Knochendachwinkel   42